全胸腔镜下
支气管成形肺叶切除术

Atlas of Thoracoscopic
Lobectomy with Bronchoplasty

李 简 龙志强◎著

河南科学技术出版社
·郑州·

图书在版编目（CIP）数据

全胸腔镜下支气管成形肺叶切除术 / 李简，龙志强著 . —郑州：河南科学技术出版社，2014.12
ISBN 978-7-5349-7616-2

Ⅰ. ①李… ②龙… Ⅱ. ①李… Ⅲ. ①胸腔镜检-应用-肺疾病-胸腔外科手术 Ⅳ. ①R655.3

中国版本图书馆 CIP 数据核字（2014）第 311985 号

出版发行：河南科学技术出版社
　　　　　地址：郑州市经五路 66 号　　邮编：450002
　　　　　电话：（0371）65737028　65788613
　　　　　网址：www.hnstp.cn
策划编辑：李喜婷
责任编辑：李喜婷　马晓薇
责任校对：董静云
封面设计：张　伟
版式设计：张　伟
责任印制：朱　飞
印　　刷：河南省瑞光印务股份有限公司
经　　销：全国新华书店
幅面尺寸：210 mm×285 mm　　印张：13.5　　字数：200 千字
版　　次：2014 年 12 月第 1 版　　2014 年 12 月第 1 次印刷
定　　价：228.00 元（含光盘）

前　言

解剖性肺切除术一直是治疗肺部良、恶性疾病重要的外科治疗手段，在100余年的临床实践中，涌现出了针对不同疾病的不同手术方式、手术入路和方法。随着对疾病认识的不断深入和外科技术水平的不断提高，肺切除术的模式也相对固定下来，即标准的后外侧切口，这一度成为复杂肺切除术使用最广泛的手术入路。但随着应用的增多，也发现其手术创伤大、术后疼痛时间长等许多缺点。寻找一种方法，使患者有像做小手术一样的感觉来做胸外科手术，一直是众多胸外科医师追求的目标。

胸腔镜的应用是胸部微创外科产生和发展的标志，使用胸腔镜和电视显像系统，将胸腔的情况反映到电视屏幕上，外科医生可以不再在直视下进行手术，而是通过观看电视屏幕进行胸腔的手术操作。

胸部微创手术在国内最早由北京大学第一医院开展。1992年，北京大学第一医院召开了国内首个胸外科国际微创学术会议，正式宣布开展了胸腔镜辅助下的胸外科手术，从此全国各地也纷纷开展了胸腔镜手术。目前我国开展的胸腔镜手术数量居世界领先，质量已经达到国际先进水平。

目前胸腔镜手术已经覆盖了胸外科的绝大多数领域，但是对于一些难度较大的手术，例如进展期肺癌的手术，仍然争议较大，没有形成统一的认识。

肺癌的外科手术一直是肺外科技术含量最高的手术种类，最大限度地切除原发肿瘤和清扫相应区域的淋巴结，并最大限度地保留患者的肺功能是肺外科手术成功的标准。北京大学第一医院胸外科作为我国最先开展胸腔镜手术的单位，多年来积累了丰富的临床手术经验，尤其是独创了胸腔镜下显露、止血、缝合、游离技术。本书系统介绍了该院用全胸腔镜下支气管成形技术进行肺叶切除术的详细步骤。该术式在最大限度切除病灶的同时，保留了患者的呼吸功能，而且减少了操作孔，使肺癌手术患者术后生存率和术后生活质量较传统胸腔镜手术都有了很大提高。本书图片全部为北京大学第一医院胸外科李简教授亲自手术操作的视频截图，全面反映了手术的真实进程和李简教授独特的手术方法，力求让广大胸外科医师从中获益，进一步提高胸外科微创技术水平。

希望本书的出版，能够给广大胸外科医师一个全新的视野去了解和学习现代胸外科微创技术，了解其最新、最先进的发展现状和发展方向。

主编

2014 年 8 月

目 录

绪　论

肺癌是世界上最常见的恶性肿瘤之一，近几十年来其发病率不断攀升，目前已经成为人类的头号肿瘤杀手，排名全球癌症死亡率的第一位，每年约 140 万~160 万人死于肺癌[1-4]。在男性中，肺癌发病率和死亡率均列前茅，占新发癌症病例的 17%，死亡率 23%。在女性中，其发病率排在女性乳腺癌、宫颈癌和结直肠癌之后，列第四位，但其死亡率却位列第二，是女性死亡的第二个最常见原因[1]。在我国，肺癌的发生率从 20 世纪起逐年快速升高，到 20 世纪 90 年代，肺癌的发生率已经位列恶性肿瘤首位。我国原卫生部 2006 年的统计数字表明，仅 30 年间，我国的肺癌发病率增长了 465%，并取代肝癌排名肿瘤死亡原因首位，肺癌占全部肿瘤死亡的比例达 22.7%。随着我国经济和工业化的发展，环境污染问题日益突出，肺癌增长的势头在短时期内难以得到根本遏制，预计到 2025 年，每年肺癌的发病人数将达到 100 万，排名世界首位。因此，肺癌预防和治疗的任务也将愈加繁重，需要全社会的关注和努力。

在预防肺癌发生的同时，努力提高肺癌患者的生存率与生存质量一直是医学界的一个主要挑战。现代肿瘤学认为，肺癌是一种全身性疾病，单一的治疗模式往往难以取得满意的治疗效果，多学科肿瘤治疗模式正在越来越多地运用到肺癌的治疗当中。但是到目前，肺癌的总体 5 年生存率仍不到 15%，只有不到 7% 的患者在确诊肺癌后存活超过 10 年[5]。

非小细胞肺癌在全体肺癌患者中约占 80%，外科治疗一直在非小细胞肺癌的治疗中居主导地位。近年来，随着 PET-CT 等新技术设备的应用，术前的分期越来越精确，手术的适应证选择得到进一步改善；而胸腔镜的普及和应用，也使肺癌手术技术得到了日新月异的提高，基于多学科综合治疗肺癌的理念，新辅助/辅助化疗在各个肿瘤中心得到规范开展。即便如此，仍然没能显著提高非小细胞肺癌患者的生存率，尤其是对于局部进展非小细胞肺癌患者。因此，肺癌的外科治疗仍然面临着巨大的挑战。

一、腺癌分类的新进展

21 世纪以来，肺腺癌的发病率逐年升高，已经成为肺癌中最常见的组织学类型；肺腺癌研究也逐渐成为热点并且取得了巨大的进展。以 EGFR 基因突变为治疗靶点的小分子酪氨酸激酶抑制剂（TKIs）如吉非替尼和埃罗替尼的使用，能明显改善肺腺癌患者的预后，使肺腺癌的治疗有了新的突破点；检测 EGFR 基因突变也逐渐成为预测 TKIs 疗效和患者预后的常规手段。肺腺癌也从单纯的形态学诊断转化到多学科协作诊断，因此，明确综合性多学科肺腺癌的分类，统一诊断术语和诊断标准成为必需。

2011 年，国际肺癌研究学会（IASLC）、美国胸科学会（ATS）、欧洲呼吸学会（ERS）联合在《胸部肿瘤学杂志》上公布了关于肺腺癌的国际多学科分类新标准[6]。

新标准推荐：术语"BAC、混合性腺癌"不再使用。对于手术标本，引入了新的概念定义：如原位腺癌（adenocarcinomain situ，AIS）指孤立小腺癌单纯的伏壁样生长；微浸润腺癌（minimally invasive adenocarcinoma，MIA）主要为伏壁样生长但浸润≤5 mm。这两类患者若接受完全手术切除，其疾病相关生存率为 100% 或接近 100%。AIS 及 MIA 通常为非黏液性的，极少数情况下为黏液性的。在使用全面组织学分型（comprehensive histologic subtyping，CHS）后，浸润型腺癌亚型主要分为伏壁样生长（相当于以前绝大多数混合性腺癌伴非黏液性 BAC）、腺泡样、乳头状及实体型；新增了微小乳头状这一新的组织亚型。其他较少的浸润性腺癌变异型包括浸润性黏液腺癌（之前的黏液性 BAC）、胶质样腺癌、胎儿型腺癌及肠腺癌。

新分类的主要改变是正式明确原位腺癌和非典型腺瘤样增生（atypical adenomatous hyperplasia，AAH）同为肺腺癌中的浸润前病变。在浸润前病变分类中，AAH 对应鳞状上皮不典型增生，AIS 对应原位鳞状细胞癌。

在新分类中，浸润性腺癌被分为以鳞屑样、腺泡样、乳头状、实性生长方式为主的亚型，推荐新增"微乳头状生长方式"亚型。最近有研究证实，微小乳头状腺癌为主的肿瘤与实体性为主型腺癌预后都比较差，所有关于早期微小乳头状肺腺癌的文献数据均提示这是一种预后不良的亚型。将原 WHO 分类中透明细胞腺癌、印戒细胞腺癌归入实性为主亚型。另外，不同亚型的临床治疗方案也不相同。例如，腺泡和乳头为主型腺癌往往伴有 EG-FR 基因突变，接受 TKIs 治疗的可能性更高；而黏液性腺癌往往伴有 K-RAS 基因突变，具有原发 TKIs 抵抗性。

新分类规定浸润性腺癌的变异型包括浸润性黏液型腺癌（之前的黏液型 BAC）、胶样型腺癌、胎儿型腺癌、肠型腺癌，取消原 WHO 分类中黏液性囊腺癌，将其归到胶样型腺癌当中。肠型则是新提出的亚型，对于形态学与结直肠腺癌相似但免疫组化不表达肠型分化标记的肺原发性腺癌，新分类认为使用"肺腺癌伴肠形态学特征"比"肺腺癌伴肠型分化"这一术语更加合适。

肺癌手术标本分类如下。

1. 浸润前病变

非典型腺瘤样增生

原位腺癌（原来≤3 cm 的 BAC）

非黏液性

黏液性

黏液性/非黏液性混合型

2. 微浸润腺癌（≤3 cm，以伏壁样生长为主且浸润成分≤5 mm）

非黏液性

黏液性

黏液性/非黏液性混合型

3. 浸润型腺癌

伏壁样生长为主（原来的非黏液性 BAC，浸润成分>5 mm）

腺泡样为主

乳头状为主

微小乳头状为主

实体型为主伴黏蛋白分泌

4. 浸润型腺癌的变异型

浸润型黏液腺癌（原来的黏液性 BAC）

胶质样腺癌

胎儿型腺癌（低和高分化）

肠腺癌

二、肺癌区域淋巴结研究的演变

肺的淋巴结分布甚为丰富，分浅、深两组。浅组分布于肺胸膜深面，形成淋巴管丛，再汇合成淋巴管，最后注入支气管肺门淋巴结。深组淋巴管在肺组织内，即围绕肺小叶的毛细淋巴管网和围绕终末细支气管及呼吸性细支气管黏膜下层和外层的毛细淋巴管网，分别汇成小叶间淋巴管和小叶内淋巴管，经支气管、肺动脉及肺静脉周围的淋巴管丛，最后也回流至支气管肺门淋巴结。此浅、深两组淋巴管在肺胸膜下组织内和肺门有较广泛的交通。一般认为在纵隔胸膜返折外侧，被脏层胸膜所包绕的淋巴结称为肺内淋巴结，其中包括肺门淋巴结；所有位于纵隔胸膜返折以内的淋巴结称为纵隔淋巴结。

组织产生的淋巴液先回流至段支气管周围淋巴结，后沿段间回流至叶门，再经叶间回流到肺门。右上叶淋巴液主要经气管旁通路及静脉间隙通路上行注入右侧颈静脉角，其余一部分淋巴液回流到隆突下淋巴结后再沿右侧两条通路上行。左上叶淋巴液主要沿动脉间隙和气管旁通路向上回流，其余一部分先回流至隆突下淋巴结后再沿左侧两条通路上行，最后注入左侧颈静脉角。部分舌段的淋巴液可回流到食管旁淋巴结和下肺韧带淋巴结。右中下叶及左下叶的淋巴液可先回流到食管旁淋巴结和下肺韧带淋巴结向上注入到隆突下淋巴结，也可直接回流至隆突下淋巴结，然后分别沿右侧或左侧两条通路上行注入右侧及左侧颈静脉角。研究表明，左下叶淋巴液注入隆突下淋巴结后，有相当一部分沿右侧两条通道上行注入右侧颈静脉角。双肺下叶的淋巴液除向上回流外，还有一部分通过膈肌注入腹腔淋巴结。

此外，对区域淋巴结解剖学的研究发现，肺段与纵隔淋巴结之间存在直接的淋巴引流通道，这种情况的发生率右肺为 22.2%，左肺为 25.0%，上肺较下肺多见。下肺肺段有直接的淋巴引流通路到达位于上叶的支气管淋巴结，一些肺段内的淋巴引流已超出纵隔淋巴结的范围，直接注入锁骨下静脉和胸导管，这可解释仅出现纵隔淋巴结转移而无肺内淋巴结转移及出现全身转移而无胸内淋巴结转移的现象。

准确地定义各组淋巴结的确切位置是肺癌 N 分期和治疗的基础，历史上第一张肺癌区域淋巴结分布图是 Naruke 于 1967 年制定的[7]，最初被应用于北美、欧洲和日本。Naruke 分布图主要是以支气管树解剖结构、剖胸时的情况和切除标本为基础，将肺的淋巴结共分为 14 组，分别是第 1 组：颈根部、锁骨及胸骨上窝淋巴结；第 2 组：气管旁淋巴结；第 3 组：气管前淋巴结；第 4 组：气管支气管淋巴结；第 5 组：主动脉弓下淋巴结；第 6 组：主动脉旁淋巴结；第 7 组：隆突下淋巴结；第 8 组：食管旁淋巴结；第 9 组：肺韧带淋巴结；第 10 组：肺门淋巴结；第 11 组：叶间淋巴结；第 12 组：叶淋巴结；第 13 组：段淋巴结；第 14 组：亚段淋巴结。

随后美国胸科学会（American Thoracic Society，ATS）将 Naruke 的图谱进行了修改，并对区域淋巴结解剖部位做了更为精确的描述，形成了 ATS 淋巴结分布图，并被广泛应用于北美地区。1996 年，Mountain 和 Dresler 将 Naruke 图谱和 ATS 图谱进行整合[8]，制定了一个新型的肺癌区域淋巴结分布图，称 MD-ATS 分布图，并被 AJCC 和 UICC 所采用，之后被北美和欧洲地区广泛采用。由于日本肺癌协会的大力提倡，日本全国范围内仍广泛使用 Naruke 淋巴结分布图。

1998 年开始，国际肺癌研究协会（International Associationfor the Study of Lung Cancer，IASLC）分期委员会着手建立国际肺癌数据库，在世界范围内收集了有效肺癌病例 100 869 例。基于国际肺癌数据库分析结果，IASLC 制定了第 7 版肺癌 TNM 分期系统。通过对 IASLC 国际肺癌数据库淋巴结分期资料的分析[9]，发现 Naruke 分布图和 MD-ATS 分布图对肺癌区域淋巴结分类的定义存在较大差异。比较重要的差异包括 Naruke 分布图的第 1 组对应 MD-ATS 分布图的第 1 组和第 2 组；Naruke 分布图的第 2、3、4R 和 4L 组对应 MD-ATS 分布图的 4R 和 4L 组；具有重要意义的是 MD-ATS 分布图第 7 组（隆突下淋巴结）对应 Naruke 分布图的第 7 组和第 10 组，导致部分肺癌按 MD-ATS 分布图分期为 N2，ⅢA 期，而按 Naruke 分布图分期则为 N1，Ⅱ期。对区域淋巴结命名的差异导致数据分析时出现不可调和的矛盾。

为消除东西方的差异和明确各组的解剖标志，IASLC 分期委员会制定了一个修正的肺癌区域淋巴结图谱，将 MD–ATS 分布图和 Naruke 分布图进行整合，并且为每一组淋巴结规定了精确的解剖学定义[10]。

在新的淋巴结分组图中（绪论图 1~绪论图 5），第 1~10 站淋巴结均有明确的上下界，避免了各组淋巴结位置的重叠，并将 14 站淋巴结分为 7 大区域。对第 4 站和第 10 站淋巴结不再以胸膜返折作为分界线，而是分别以奇静脉下缘（右侧）和肺动脉上缘（左侧）为界。锁骨上淋巴结和胸骨切迹淋巴结归入第 1 站淋巴结。第 2 站和第 4 站淋巴结以气管的左侧壁为界。对第 7 站隆突下淋巴结，新的淋巴结图摈弃了 Naruke 的定义，而延续改良版 ATS 淋巴结图（MD–ATS）的定义。从 2009 年开始，IASLC 分期委员会按此标准在全世界范围内进行肺癌数据收集，其中包括中国 5 个肺癌中心的肺癌数据，用于第 8 版肺癌 TNM 分期标准的制定。

IASLC 新制定的淋巴结图谱的解剖学定义具体如下。

第 1 组：上界为环状软骨下缘，下界为双侧锁骨，正中为胸骨切迹上缘，气管中线将此区域淋巴结分为 1R 和 1L。

第 2 组：2R 上界为右肺尖和胸膜顶，中间为胸骨切迹上缘，下界为无名静脉与气管交叉处下缘，内界为气管左侧缘；2L 上界为左肺尖和胸膜顶，中间为胸骨切迹上缘，下界为主动脉弓上缘。

第 3 组：3a 右侧上界为胸膜顶，下界为隆突水平，前界为胸骨后，后界为上腔静脉前缘；左侧上界为胸膜顶，下界为隆突水平，前界为胸骨后，后界为左颈总动脉。3p 上界为胸膜顶，下界为隆突水平。

第 4 组：4R 包括右侧气管旁和气管前淋巴结，上界为无名静脉与气管交叉处下缘，下界为奇静脉下缘；4L 气管左侧缘和动脉韧带之间，上界为主动脉弓上缘，下界为左肺动脉干上缘。

第 5 组：动脉韧带外侧淋巴结，上界为主动脉弓下缘，下界为左肺动脉干上缘。

第 6 组：升主动脉和主动脉弓前外侧淋巴结，上界为主动脉弓上缘切线，下界为主动脉弓下缘。

第 7 组：上界为气管隆突，左侧下界为下叶支气管上缘，右侧下界为中间干支气管下缘。

第 8 组：位于食管表面，除外隆突下淋巴结，上界左侧为下叶支气管上缘，右侧为中间干支气管下缘，下界为膈肌。

第 9 组：肺韧带内淋巴结，上界为下肺静脉，下界为膈肌。

第 10 组：紧邻主支气管和肺门血管（包括肺静脉和肺动脉干远端），上界右侧为奇静脉下缘，左侧为肺动脉上缘，下界为双侧叶间区域。

第 11 组：叶支气管开口之间，右侧可再分为 11 s 和 11 i，11 s 位于右侧上叶和中间干支气管之间，11 i 位于右侧中叶和下叶支气管之间。

第 12 组：紧邻叶支气管淋巴结，12 u 紧邻上叶支气管，12 m 紧邻中叶支气管，12 i 紧邻下叶支气管。

第 13 组：段支气管周围淋巴结。

第 14 组：紧邻亚段支气管淋巴结。

美国外科学会肿瘤学组（American College of Surgeons Oncology Group，ACOSOG）进行的有关淋巴结清扫和活检的随机研究中[19]，外科手术标准设定为右侧切检第 2、4、7 站，左侧切检第 5、6、7 站，第 10 组淋巴结必须切检。而 IASLC[20] 建议为了确保 N 分期的准确，右侧应切检第 2、4、7 站，左侧切检第 5、6、7 站，第一站淋巴结尚需要切检第 10 站和第 11 站。除了以上建议外，IASLC 还建议病理科医师摘检标本中的 12~14 组淋巴结。

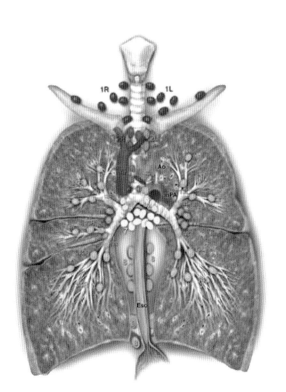

锁骨上区

	1 下颈椎，锁骨上和胸骨切迹淋巴结

上纵隔淋巴结

纵隔上区

	2R 上气管旁（右）
	2L 上气管旁（左）
	3a 血管前
	3p 气管后
	4R 下气管旁（右）
	4L 下气管旁（左）

主动脉淋巴结

主动脉区

	5 主动脉下
	6 主动脉旁（升主动脉或横膈膜）

下纵隔淋巴结

隆突下区

	7 隆突下

纵隔下区

	8 食管旁（隆突以下）
	9 肺韧带

N1 淋巴结

肺门/叶间区

	10 肺门
	11 肺叶间

肺周围区

	12 肺叶
	13 肺段
	14 肺段以下

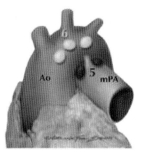

绪论图 1　纵隔淋巴结分区（一）

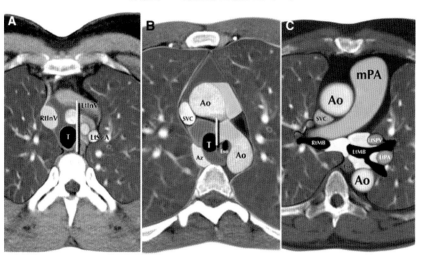

| 2R | 2L | | 3a | 3p | 4R | 4L | 5 | 6 | | 7 | 10 |

绪论图 2　纵隔淋巴结分区（二）

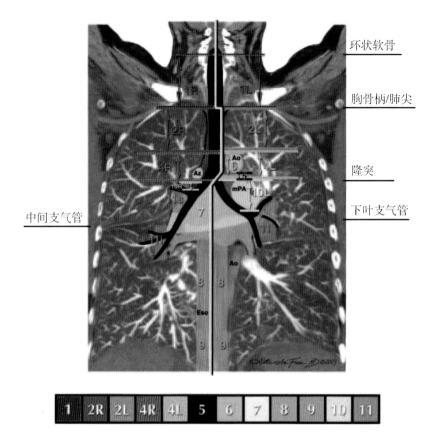

绪论图 3　纵隔淋巴结分区（三）

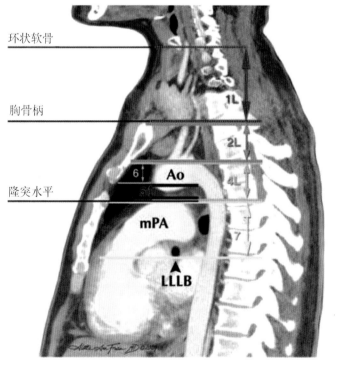

绪论图 4　纵隔淋巴结分区（四）

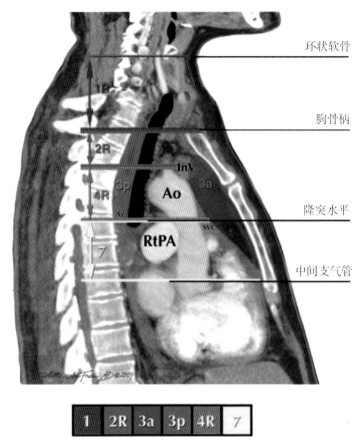

绪论图5　纵隔淋巴结分区（五）

三、肺癌的分期及外科治疗策略

（一）肺癌的分期

自从1966年UICC（国际抗癌联盟）发布《恶性肿瘤TNM分期指南》以来，随着外科技术水平的不断提高和对疾病认识的不断深入，尤其是肺癌分期数据库的不断更新和扩大，肺癌的TNM分期也在不断地演进和改革。1998年，IASLC分期委员会开始着手进行肺癌新分期系统的修订工作，以后在全世界范围内收集了1990～2000年间100 869例肺癌患者的资料，其中有明确病理类型、分期、治疗及随访资料完整的新发病例81 015例。其中非小细胞肺癌（NSCLC）67 725例，小细胞肺癌（SCLC）13 290例。经过科学充分的统计分析后提出了新的肺癌分期系统。新标准所采纳的数据来自于19个国家的46个研究中心，其样本量远远多于以前的各个版本，因而更具广泛性和权威性。

2009年第7版TNM分期较1997年第6版有了新的变更，但主要改变体现在T分期中。

T分期的改变如下：

①将T1分为T1a（≤2 cm）及T1b（>2 cm，≤3 cm）。

②将T2分为T2a（>3 cm，≤5 cm）及T2b（>5 cm，≤7 cm）。

③肿瘤>7 cm由原来的T2归为T3。

④原发肿瘤同一肺叶出现其他癌结节由原来的T4归为T3。

⑤原发肿瘤同侧胸腔内不同肺叶出现癌结节由原来的M1归为T4。

⑥胸膜播散（恶性胸腔积液、心包积液或胸膜结节）归为M1。

N 分期继续使用原 N 分期方法。

M 分期将 M1 分为 M1a 及 M1b。

①胸膜播散（恶性胸腔积液、心包积液或胸膜结节）以及对侧肺叶出现癌结节归为 M1a。

②远处转移（N/胸膜外）归为 M1b。

TNM 分期改变如下：

①T2bN0M0 由 Ⅰ B 期改为 Ⅱ A 期。

②T2aN1M0 由 Ⅱ B 期改为 Ⅱ A 期。

③T4N0-1M0 由 Ⅲ B 期改为 Ⅲ A 期。

IASLC 国际肺癌第 7 版 TNM 分期如下（绪论表 1）。

T 分期

Tx：原发肿瘤不能评价；或痰、支气管冲洗液找到癌细胞但影像学或支气管镜没有可视肿瘤。

T0：没有原发肿瘤的证据。

Tis：原位癌。

T1：肿瘤最大径≤3 cm，周围为肺或脏层胸膜所包绕，镜下肿瘤没有累及叶支气管以上（即没有累及主支气管）。

① T1a：肿瘤最大径≤2 cm。

② T1b：肿瘤最大径>2 cm 但≤3 cm。

T2：肿瘤最大径>3 cm 但≤7 cm，或者肿瘤具有以下任一特征。

①累及主支气管，但距隆突≥2 cm。

②侵犯脏层胸膜。

③伴有扩展到肺门的肺不张或阻塞性肺炎，但未累及全肺。

④T2a：肿瘤最大径为>3 cm 但≤5 cm。

⑤T2b：肿瘤最大径为>5 cm 但≤7 cm。

T3：肿瘤最大径大于 7 cm 或肿瘤大小任意，但直接侵及下列任何部位。

①胸壁（含肺上沟瘤）、膈肌、膈神经、纵隔胸膜、心包壁层。

②肿瘤在主支气管，距隆突小于 2 cm（未累及隆突）。

③伴有累及全肺的肺不张或阻塞性炎症。

④原发肿瘤同一叶内有肿瘤转移灶。

T4：无论肿瘤大小，但侵及下列部位。

①纵隔、心脏、大血管、气管、食管、椎体、隆突。

②原发灶同侧肺不同肺叶内有肿瘤转移灶。

N 分期

Nx：无法判断区域淋巴结是否转移。

N0：没有区域淋巴结转移。

N1：转移至同侧气管旁和/或同侧肺门淋巴结和原发肿瘤直接侵及肺内淋巴结。

N2：转移至同侧纵隔和/或隆突下淋巴结。

N3：转移至对侧纵隔、对侧肺门淋巴结，同侧或对侧斜角肌或锁骨上淋巴结。

M 分期

Mx：无法估计是否有远处转移。

M0：没有远处转移。

M1a：恶性胸水或恶性心包积液。

M1b：有远处转移（注：与原发肿瘤同侧，但不同肺叶的转移结节为 T4）。

绪论表 1　IASLC 国际肺癌第 7 版 TNM 分期

隐源性肿瘤	TX	N0	M0
Stage 0	Tis	N0	M0
ⅠA	T1a, T1b	N0	M0
ⅠB	T2a	N0	M0
ⅡA	T1a, T1b	N1	M0
	T2a	N1	M0
	T2b	N0	M0
ⅡB	T2b	N1	M0
	T3	N0	M0
ⅢA	T1, T2	N2	M0
	T3	N1, N2	M0
	T4	N0, N1	M0
ⅢB	T4	N2	M0
	任意 T	N3	M0
Ⅳ	任意 T	任意 N	M1a, M1b

（二）不同分期的外科治疗策略

Ⅰ+Ⅱ期非小细胞肺癌（T1-2 N0-1，T3N0）

Ⅰ+Ⅱ期非小细胞肺癌（T1-2 N0-1）

Ⅰ期和Ⅱ期 NSCLC 只占所有确诊为肺癌患者的 25%～30%[6]。对于此类患者，肺叶切除加系统性淋巴结清扫仍为标准的手术方法；国际肺癌研究协会分期委员会制定的肺癌完全切除（11）（R0）标准包括系统性淋巴结切除或肺叶特异性系统淋巴结切除。最少切除 6 枚淋巴结，3 枚肺门、叶间或叶内淋巴结，3 枚纵隔淋巴结，其中必须包含 1 枚隆突下淋巴结。资料[12]显示，对于 NSCLC 手术中清除淋巴结的数量是肺癌预后预测因素，多于 4 枚者生存率明显高于少于 4 枚者。建议清除淋巴结的数量为 11～16 枚。尽管没有前瞻性随机试验比较手术和放射治疗早期非小细胞肺癌的结果，但是手术切除是治疗早期非小细胞肺癌的首选已经为成为共识，与出于多种原因没有接受手术切除的患者比较，外科手术能够明显改善患者的生存率。手术 5 年生存率Ⅰ期为 60%～80%、Ⅱ期为 30%～50%[13]，而Ⅰ期 NSCLC 经放疗后 5 年生存率仅有 23%[14]。

对于Ⅰ期 NSCLC 中ⅠA 期肺癌能否进行肺段切除或肺楔形切除一直存在争议。在 1995 年，肺癌研究组（Lung Cancer Study Group，LCSG）[15]进行了一项前瞻性随机临床实验的研究，结果显示，亚肺叶切除术组的局部复发率明显高于肺叶切除组（12% vs 8%，P=0.008），虽然肺叶切除组的 5 年生存率高于亚肺叶切除组，但二者之间差异并无统计学意义（73% vs 56%，P=0.06）。2006 年，一项日本多中心非随机前瞻性研究[16]，对亚肺叶切除与肺叶切除进行对比研究，两者之间无病生存期（disease-free-survival，DFS）和生存期（overall survival，OS）无差异，亚肺叶切除组的 5 年 DFS 和 OS 分别为 85.9% 和 89.6%，肺叶切除组的 5 年 DFS 和 OS 分别为 83.4% 和 89.1%。复发率方面，亚肺叶组为 4.9%，肺叶组为 6.9%。两种手术方式未见差异。

鉴于分歧比较明显，目前全球范围内正进行两项大型多中心临床试验：一项是Ⅲ期多中心随机对照研究亚肺叶切除和肺叶切除治疗周围型非小细胞肺癌（≤2 cm）的临床试验，由美国国家癌症研究所（National Cancer Institute，NCI）牵头，美国和加拿大 149 个研究组参与，计划至 2021 年 3 月完成。另一项是由日本临床肿瘤组（Japan Clinical Oncology Group）和西日本肿瘤组（West Japan Oncology Group）

联合研究，全日本 71 个研究组参与的Ⅲ期多中心随机对照研究亚肺叶切除和肺叶切除治疗周围型非小细胞肺癌的临床试验。相信结果揭晓时，可以有一个最客观的定论来明确肺段切除的地位。

近年来，VATS（电视辅助胸腔镜手术）发展迅速，不但大大改善了患者术后的生活质量，术后生存期与传统开胸手术比较也无明显统计学差异[17]；在过去几年大量的回顾性研究表明，胸腔镜肺叶切除术与开放手术相比并发症较少，住院时间更短[18-25-13-20]。这些优势在老年非小细胞肺癌患者中也比较明显[18,19,24,26-28]。此外，两个荟萃分析和两个系统评价显示，接受胸腔镜肺叶切除术的患者相对于接受开放手术切除的患者，在短期内减少了围手术期的并发症发病率、死亡率和术后疼痛，而长期的结果（生存率和复发率）两者之间没有显著的差异[17,27,29,30]。

胸腔镜在非小细胞肺癌手术中清扫淋巴结的质量和数量是否和开胸手术相当一直是有争议的话题之一。Ramos 等[31]开展的回顾性研究，收集了从 2007 年 1 月 1 日到 2009 年 12 月 31 日间通过开胸或胸腔镜途径进行解剖性肺叶切除或肺段切除的临床Ⅰ期非小细胞肺癌患者的临床及病理数据，分析比较了两种不同手术途径清扫的纵隔淋巴结个数及纵隔淋巴结站数。结果显示两组临床特征相近，术中清扫纵隔淋巴结个数相近，清扫纵隔淋巴结站数也相近。最近，美国大学肿瘤外科组 Z0030 试验（n：752 患者，胸腔镜：66 例；开放：686 例）也证实两种手术方法在清扫淋巴结数目上具有相同的效果[23]。

美国国立癌症综合网（NCCN）从 2007 年至 2012 年，连续 5 年都将针对早期肺癌的电视胸腔镜手术列为标准术式。2010 年《NCCN 肺癌治疗指南》更加明确了"VATS 对于可切除肺癌是一种可行的选择，特别是由于身体状况等原因不能耐受标准开胸手术的患者"，因此胸腔镜肺叶切除治疗非小细胞肺癌已经被广泛接受。

随着 VATS 技术的成熟，胸外科医师开始尝试将 VATS 技术应用于更加复杂的肺癌手术。在 2002 年，意大利医生 Santambrogio 首次进行了 1 例胸腔镜下左下叶袖状切除术的尝试[32]，此后，胸腔镜下肺血管成形术及袖状切除术也报道有成功案例。相信在未来，随着胸腔镜技术的更加成熟以及胸腔镜技术的普及，胸腔镜手术技术将会再跃上一个新的台阶。

Ⅱ B 期非小细胞肺癌（T3N0M0）

肿瘤侵犯胸壁在非小细胞肺癌中发病率较低，约占总数的 5%。最近的研究表明，对于 enbloc 根治性切除的患者。侵及胸壁的 N0 的患者 5 年生存率可以达到 40%~50%，和 T3N0M0 分期的肿瘤结果相当[34]。Doddoli 等[33]报道了 212 例Ⅱ B 期非小细胞肺癌患者的治疗结果，5 年生存率为 40%。研究表明，对于此类患者，其中影响生存的两个最重要的因素一是肿瘤完整的根治性切除，一是淋巴结的病理状态[34,35]。

Ⅲ A 期非小细胞肺癌（T1-2 N2, T3 N1-2, T4N0-1）

Ⅲ A（T1-2 N2）

对于Ⅲ期非小细胞肺癌，其肿瘤特点多种多样，涵盖了从肿瘤明显可以切除但镜下有转移到肿瘤合并融合成巨块无法切除的淋巴结等多种肿瘤学表现。目前，把 T1-2pN2 的淋巴结分为 3 类：

①术前分期没有发现淋巴结转移，术中发现 N2 淋巴结转移。Cerfolio 等[36]报道，此类患者行肺叶切除加淋巴结清扫，术后 5 年生存率可达 35%，而且单站淋巴结转移的患者效果更好。

②术前影像学检查发现有 N2 转移并且经组织学确诊，目前认为应采取多学科治疗[37]。有学者建议[37]，在多学科治疗当中，对于能够根治切除的患者，手术切除在众多的治疗方法当中应作为一个标准的治疗方法。

③巨块型 N2，对于融合成巨块的 N2。放化疗应作为首选，外科手术只是在降期的患者中选择性地开展[38]。由于此类患者较少，目前还没有可靠的数据来进行分析。

Ⅲ A（T3N1-2, T4 N0-1）

对于有胸壁侵犯的 N2 淋巴结转移的患者，根治性肺叶合并胸壁切除加淋巴结清扫已经不再是手术禁忌[39]，T3N2 的患者术后 5 年生存率可达 21%；[40]侵及隆突的 T4 非小细胞肺癌，袖状全肺切除在 N0 的患者中，5 年生存率在 25%~45%，而对于术后证实有 N2 转移的，其 5 年生存率低于 15%。[41]

伴有孤立性脑转移、肾上腺转移非小细胞肺癌的外科治疗

多项研究表明，T1-2 非小细胞肺癌伴有孤立的脑或肾上腺转移的患者能够从手术切除中获益[42-47]。脑是晚期 NSCLC 常见远处转移的脏器之一。研究表明，脑转移约占晚期 NSCLC 的 25%~50%，其中单发转移占 1/3~1/2，如不及时进行治疗，患者的自然病程将多至 2~3 个月。有文献指出肺癌合并脑转移，无论同期或者异期将原发病灶和转移病灶手术切除，可以很好地提高患者的中位生存期，完全切除癌肿及转移病灶可以进一步减少 NSCLC 全身进展。文献表明，伴肾上腺转移的纵隔淋巴结阴性的 NSCLC 患者通过外科手术完全切除后，其总的 5 年生存率可达 10%~23%；但对于 N2 转移患者，其预后较差。

扩大切除术、血管成形术和使用体外膜氧合技术肺切除术

扩大切除治疗局部晚期非小细胞肺癌患者往往与高并发症发生率和死亡率联系在一起。然而，研究结果表明，在选择性地开展扩大切除术的患者当中，术后的死亡率没有显著增加[48]。Izbicki 等[48]的结果显示，对于 T3 和 T4 NSCLC 实行扩大切除，没有肿瘤残留的患者术后 3 年生存率为 33%。此外，Spaggiari 等[49]报道全肺切除合并左心房部分切除的一组患者 3 年生存率为 39%；Hillinger 等[50]的一项研究显示，T4 非小细胞肺癌（侵犯大血管、气管、食管、椎体等）根治切除术后 5 年生存率从 15%提高到 35%；而手术死亡率并没有显著升高。扩大手术切除术目前也被认为适合局部晚期肺癌、有局部侵入隆突、左心房、上腔静脉或肺动脉的患者[51-81]。此外，在需要切除较多肺组织的情况下，体外膜氧合（ECMO）支持被认为是一个安全的替代心肺旁路肺切除的方法，可应用在全肺切除及隆突全肺切除的术后支持[51-53]。

（三）支气管成形术与肺癌的外科治疗

支气管成形术应用于肺外科手术的初衷是保存有功能的肺组织，避免全肺切除，这一技术使得一些肺功能欠佳的患者术后保留了较好的肺部生理功能；现代肺癌外科治疗的原则是最大限度地切除原发病灶和系统清除淋巴结，最大限度地保留正常肺组织。支气管成形肺叶切除术正是这一原则的良好和充分体现。

一、历史回顾

1939 年 Eloesser 成功切除了 1 例原发于左肺下叶支气管管口的腺瘤；1947 年 Price Thomas 完成了第 1 例支气管袖状切除术切除了位于右主支气管内的腺瘤；Alision 在 1952 年完成了第 1 例治疗肺癌的袖状切除术。而全面和系统地提出并阐述支气管成形术（Bronchoplasty）这一概念的则是 Paulson and Shaw，他们在 1955 年最先提出支气管成形术并报道了 16 例患者的治疗结果，1960 年，他们又报道了 27 例支气管成形治疗肺癌的治疗效果（绪论图 6）[54]；从此支气管成形术被越来越多地应用到肺外科尤其是肺癌的手术当中，其安全性和有效性得到了广泛认定。目前，比较常见的支气管成形术有三种：

楔形切除术（Wedge bronchoplasty）、袖状切除术（Sleeve bronchoplasty）、支气管瓣成形术（flap bronchoplasty）。

1. 楔形切除术 楔形切除术是指切除肺叶的同时切除余肺的部分支气管和以及余肺以上的部分支气管，尔后两者吻合（绪论图 7）。有研究表明，支气管肺癌的管壁浸润形式有管壁黏膜层、黏膜下层以及多层面直接浸润等方式，而多层面直接浸润占绝大多数。支气管切缘与肿瘤的距离应在 1.5 cm 以上[55]，因此，楔形切除往往被应用于治疗位于上叶开口的支气管狭窄，也经常用于病变位于段支气管开口以远的较早期的肺癌手术，而对于累及叶支气管开口的肺癌，不主张采用楔形切除的方式。

2. 袖状切除术 标准式支气管袖状切除术是指切除 1 个肺叶（上叶或下叶）余叶支气管与主支气管吻合；与全肺切除术及肺叶切除术相比，袖状切除术的突出优点就是能够最大限度地保留正常肺组织及最大限度切除肿瘤，与现代肿瘤外科的理念相吻合（绪论图 8）[56]。

3. 支气管瓣成形术 将支气管膜部或部分支气管壁做成活瓣状，以覆盖支气管残端，目前临床上已较少使用（绪论图 9）[57]。

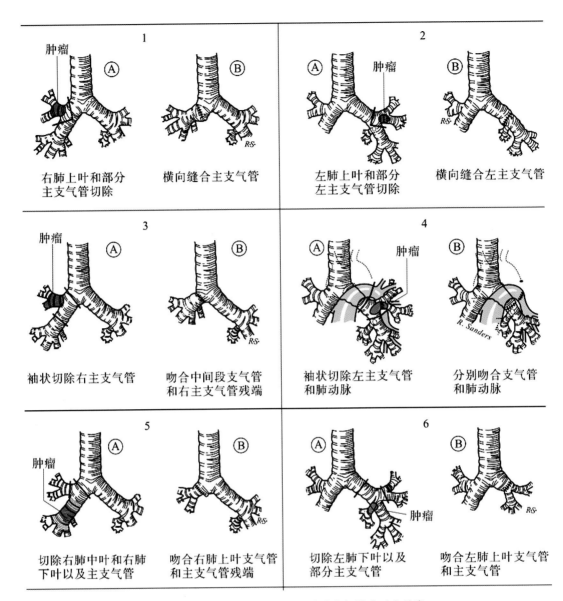

绪论图 6　Paulson 和 Shaw 报道的支气管成形术种类

二、现状

经过半个多世纪的发展，支气管成形术已经从最初不能耐受较多肺实质切除而设计的手术方法迅速发展为更倾向于手术根治性的选择式式，即由"被动切除"到"主动切除"。针对位于支气管开口较近的肺癌，为保证手术的根治性，主动选择支气管的袖状切除，以尽量切除和肿瘤相邻的支气管，其效果得到了业界的认可。近年来扩大的支气管袖状切除术在临床上的应用也越来越多（绪论图 10），例如：对于右侧肿瘤生长到主支气管起始部或气管支气管淋巴结侵及支气管壁，近端则需切到支气管分叉；肿瘤生长到中间段支气管，则手术应扩大到双叶；以及上叶和背段的切除到下叶和舌段的切除等。

近年来；随着微创技术的发展，胸腔镜下支气管成形术用于肺癌治疗的病例也越来越多，胸腔镜下肺叶袖状切除术及支气管和肺动脉双袖切等高难度手术也相继有成功的报道。Hiroshige Nakamura 等[58] 2012 年报道了一例机器人肺癌支气管成形肺叶切除术；Mitsuhiro Kamiyoshihara 等（绪论图 11）[59] 详细描述了胸腔镜下支气管成形术的支气管的缝合方法，尤其是对持针和进针、出针等的技巧有较好的描述。目前看来，胸腔镜下支气管成形术用于肺癌治疗正方兴未艾，预计随着技术的发展和成熟，就像胸腔镜手术将替代常规开胸手术一样，胸腔镜下支气管成形术用于肺癌的治疗也将成为常态。

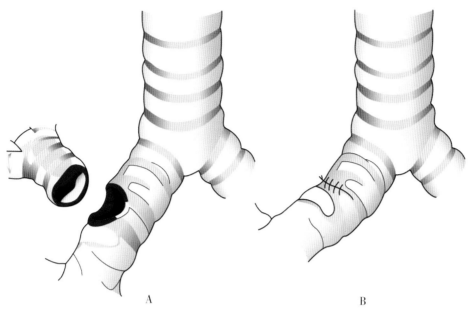

绪论图7　右肺上叶支气管楔形切除，中间段支气管与右主支气管吻合

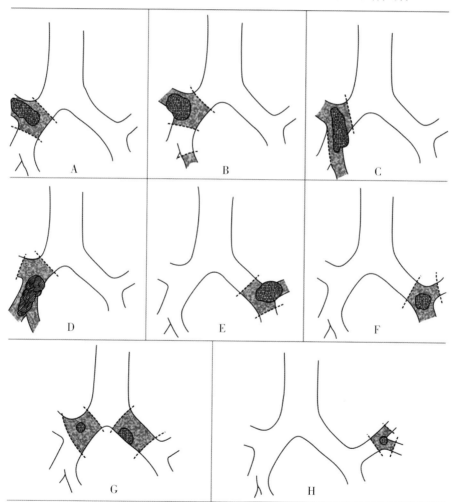

A. 右上叶；B. 右上叶和右中叶；C. 右中上叶合并中间段支气管；D. 右中下叶；
E. 左上叶；F. 左下叶；G. 主支气管；H. 段支气管

绪论图8[56]　各种常见支气管袖状切除术

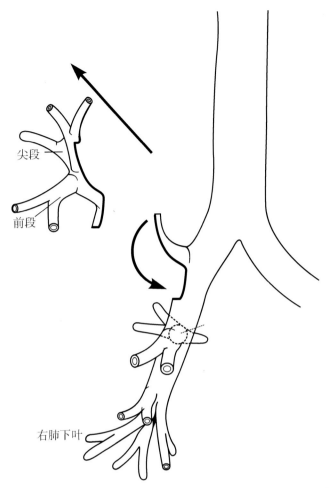

尖段

前段

右肺下叶

绪论图 9[57]　右肺上叶切除，采用部分右肺上叶支气管壁覆盖支气管残端

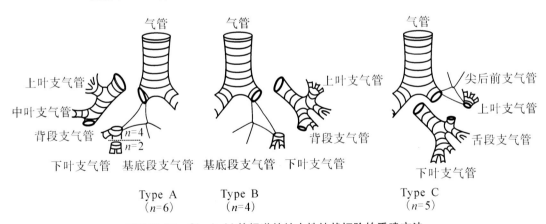

绪论图 10　Okada M 等报道的扩大性袖状切除的重建方法

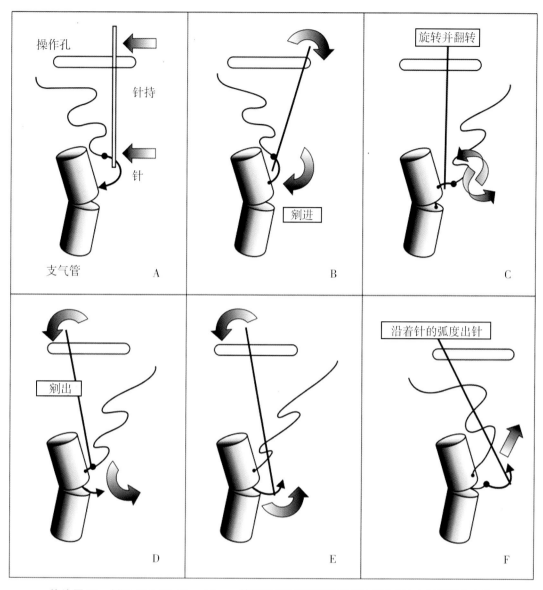

绪论图11 Mitsuhiro Kamiyoshihara 等描述的胸腔镜下支气管成形术的支气管缝合方法

参考文献

［1］Ferlay J, Shin H R, Bray F, et al. Estimates of worldwide burden of cancer in 2008: GLOBOCAN 2008. Int J Cancer, 2010, 127: 2893-2917.

［2］Brawley O W. Avoidable cancer deaths globally. CA Cancer J Clin, 2011, 61: 67-68.

［3］Malvezzi M, Bertuccio P, Levi F, et al. European cancer mortality predictions for the year 2013, Ann Oncol, 2013, 24: 792-800.

［4］Ferlay J, Steliarova-Foucher E, Lortet-Tieulent J, et al. Comber H, Forman D, Bray F. Cancer incidence and mortality patterns in Europe: estimates for 40 countries in 2012. Eur J Cancer, 2013, 49: 1374-1403.

［5］Crinò L, Weder W, Van Meerbeeck J, et al. Early stage and locally advanced (non-metastatic) non-small-cell lung cancer: ESMO Clinical Practice Guidelines for diagnosis, treatment and follow-up, Ann Oncol, 2010, 21 (Suppl 5): v103-v115.

［6］Travis WD, Brambilla E, Noguchi M, et al. International association for the study of lung cancer/american thoracic society/european respiratory society international multidisciplinary classification of lung adenocarcinoma. J Thorac Oncol, 2011 Feb, 6（2）：244-285.

［7］Naruke T, Suemasu K, Ishikawa S. Lymph node mapping and curability at various levels of metastasis in resected lung cancer. The Journal of Thoracic and Cardiovascular Surgery, 1978, 76（6）：832-839.

［8］Mountain C F, Dresler C M. Regional lymph node classification for lung cancer staging. Chest, 1997, 111（6）：1718-1723.

［9］Rusch V W, Crowley J, Giroux D J, et al. The IASLC Lung Cancer Staging Project：proposals for the revision of the N descriptors in the forthcoming seventh edition of the TNM classification for lung cancer. Journal of thoracic oncology：official publication of the International Association for the Study of Lung Cancer, 2007, 2（7）：603-612.

［10］Rusch VW, Asamura H, Watanabe H, et al. The IASLC lung cancer staging project：a proposal for a new international lymph node map in the forthcoming seventh edition of the TNM classification for lung cancer. Journal of thoracic oncology：official publication of the International Association for the Study of Lung Cancer, 2009, 4（5）：568-577.

［11］Rami Porta R, W ittekindb C, Goldstraw P. Complete resection in lung cancer surgery：proposed definition［J］. Lung Cancer, 2005, 49：25-33.

［12］Ludwig M S, Goodman M, Miller D L, et al. Postoperative survival and the number of lymph nodes sampled during resection of node negative non small cell lung cancer［J］. Chest, 2005, 128：1545-1550.

［13］Howington J, Feigenberg S, Movsas B, et al. Treatment of non-small cell lung cancer stage Ⅰ and stage Ⅱ：ACCP evidence-based clinical practice guidelines. 2nd ed. Chest, 2007, 132：234S-242S.

［14］Goldstraw P, Crowley J, Chansky K, et al. The IASLC lung cancer staging project：proposals for the revision of the TNM stage groupings in the forthcoming（seventh）edition of the TNM classifi cation of malignant tumours. J Thorac Oncol, 2007, 2（8）：706-714.

［15］Ginsberg R J, Rubinstein L V. Randomized trial of lobectomy versus limited resection for T1 N0 non-small cell lung cancer. Lung Cancer Study Group. Ann Thorac Surg, 1995, 60（3）：615-622；discussion 622-623.

［16］Okada M, Koike T, Higashiyama M, et al. Radical sublobar resection for small-sized non-small-cell lung cancer：a multicenter study. J Thorac Cardiovasc Surg, 2006, 132（4）：769-775.

［17］Yan T D, Black D, Bannon P G, et al. Systematic review and meta-analysis of randomized and non-randomized trials on safety and efficacy of video-assisted thoracic surgery lobectomy for early-stage non-small-cell lung cancer. J Clin Oncol, 2009, 27：2553-2562.

［18］Cattaneo S M, Park B J, Wilton A S, et al. Use of video-assisted thoracic surgery for lobectomy in the elderly results in fewer complications. Ann Thorac Surg, 2008, 85：231-235；discussion 231-235.

［19］Port J L, Mirza F M, Lee P C, et al. Lobectomy in octogenarians with non-small cell lung cancer：ramifications of increasing life expectancy and the benefits of minimally invasive surgery. Ann Thorac Surg, 2011, 92：1951-1957.

［20］Whitson B A, Andrade R S, Boettcher A, et al. Video-assisted thoracoscopic surgery is more favorable than thoracotomy for resection of clinical stage Ⅰ non-small cell lung cancer. Ann Thorac Surg, 2007, 83：1965-1970.

［21］Flores R M, Park B J, Dycoco J, et al. Lobectomy by video-assisted thoracic surgery（VATS）versus thoracotomy for lung cancer. J Thorac Cardiovasc Surg, 2009, 138：11-18.

［22］Villamizar N R, Darrabie M D, Burfeind W R, et al. Thoracoscopic lobectomy is associated with lower morbidity compared with thoracotomy. J Thorac Cardiovasc Surg, 2009, 138：419-425.

［23］Scott W J, Allen M S, Darling G, et al. Video-assisted thoracic surgery versus open lobectomy for lung cancer: a secondary analysis of data from the American College of Surgeons Oncology Group Z0030 randomized clinical trial. J Thorac Cardiovasc Surg, 2010, 139: 976-981; discussion 981-983.

［24］Ilonen I K, Rsnen J V, Knuuttila A, et al. Anatomic thoracoscopic lung resection for non-small cell lung cancer in stage Ⅰ is associated with less morbidity and shorter hospitalization than thoracotomy. Acta Oncol, 2011, 50: 1126-1132.

［25］Handy J R, Asaph J W, Douville E C, et al. Does video-assisted thoracoscopic lobectomy for lung cancer provide improved functional outcomes compared with open lobectomy? Eur J Cardiothorac Surg, 2010, 37: 451-455.

［26］Berry M F, Hanna J, Tong B C, et al. Risk factors for morbidity after lobectomy for lung cancer in elderly patients. Ann Thorac Surg, 2009, 88: 1093-1099.

［27］Cheng D, Downey R J, Kernstine K, et al. Video-assisted thoracic surgery in lung cancer resection: a meta-analysis and systematic review of controlled trials. Innovations (Phila), 2007, 2: 261-292.

［28］Detterbeck F. Thoracoscopic versus open lobectomy debate: the pro argument. Thorac Surg Sci, 2009, 6: Doc04.

［29］West D, Rashid S, Dunning J. Does video-assisted thoracoscopic lobectomy produce equal cancer clearance compared to open lobectomy for non-small cell carcinoma of the lung? Interact Cardiovasc Thorac Surg, 2007, 6: 110-116.

［30］Whitson B A, Groth S S, Duval S J, et al. Surgery for early-stage non-small cell lung cancer: a systematic review of the video-assisted thoracoscopic surgery versus thoracotomy approaches to lobectomy. Ann Thorac Surg, 2008, 86: 2008-2016; discussion 2008-2016.

［31］Ramos R, Girard P, Masuet C, et al. Mediastinal lymph node dissection in earlystage non-small cell lung cancer: totally thoraeoscopic vs thoracotomy ［J］. Eur J Cardiothorac Surg, 2012, 41 (6): 1342-1348.

［32］Santambrogio L, Ciofi U, De Simone M, et al. Video-assisted sleeve lobectomy for mucoepidermoid carcinoma of the left lower lobar bronchus: a case report ［J］. Chest, 2002, 121 (2): 635-636.

［33］Stoelben E, Ludwig C. Chest wall resection for lung cancer: indications and techniques. Eur J Cardiothorac Surg, 2009, 35: 450-456.

［34］Doddoli C, D'Journo B, Le Pimpec-Barthes F, et al. Lung cancer invading the chest wall: a plea for en-bloc resection but the need for new treatment strategies. Ann Thorac Surg, 2005, 80: 2032-2040.

［35］Sanli A, Onen A, Yücesoy K, et al. Surgical treatment in non-small cell lung cancer invading to the chest wall (T3) and vertebra (T4). Tuberk Toraks, 2007, 55: 383-389.

［36］Deslauriers J, Tronc F, Fortin D. Management of tumors involving the chest wall including pancoast tumors and tumors invading the spine. Thorac Surg Clin, 2013, 23: 313-325.

［37］Robinson L A, Ruckdeschel J C, Wagner H, et al. Treatment of non-small cell lung cancer-stage ⅢA: ACCP evidence-based clinical practice guidelines. 2nd ed. Chest, 2007, 132: 243S-265S.

［38］Ripley R T, Rusch V W. Role of induction therapy: surgical resection of non-small cell lung cancer after induction therapy. Thorac Surg Clin, 2013, 23: 273-285.

［39］VAN Schil P E, Waele M D, Hendrik J M, et al. Is there a role for surgery in stage ⅢA-N2 non-small cell lung cancer? Zhongguo Feiai Zazhi, 2008, 11: 615-621.

［40］Aigner C, Lang G, Klepetko W. Sleeve pneumonectomy. Semin Thorac Cardiovasc Surg, 2006, 18: 109-113.

［41］Magdeleinat P, Alifano M, Benbrahem C, et al. Surgical treatment of lung cancer invading the chest wall：results and prognostic factors. Ann Thorac Surg, 2001, 71：1094-1099.

［42］ Alifano M, Regnard J F. Sleeve pneumonectomy. Multimed Man Cardiothorac Surg, 2007, 2007：mmcts. 2006. 002113.

［43］ Read R C, Boop W C, Yoder G, et al. Management of nonsmall cell lung carcinoma with solitary brain metastasis. J Thorac Cardiovasc Surg, 1989, 98：884-890；discussion 890-891.

［44］ Billing P S, Miller D L, Allen MS, et al. Surgical treatment of primary lung cancer with synchronous brain metastases. J Thorac Cardiovasc Surg, 2001, 122：548-553.

［45］ Porte H, Siat J, Guibert B, et al. Resection of adrenal metastases from non-small cell lung cancer：a multicenter study. Ann Thorac Surg, 2001, 71：981-985.

［46］ Pfannschmidt J, Schlolaut B, Muley T, et al. Adrenalectomy for solitary adrenal metastases from non-small cell lung cancer. Lung Cancer, 2005, 49：203-207.

［47］ Mordant P, Arame A, De Dominicis F, et al. Which metastasis management allows long-term survival of synchronous solitary M1b non-small cell lung cancer? Eur J Cardiothorac Surg, 2012, 41：617-622.

［48］ Izbicki J R, Knoefel W T, Passlick B, et al. Risk analysis and long-term survival in patients undergoing extended resection of locally advanced lung cancer. J Thorac Cardiovasc Surg, 1995, 110：386-395.

［49］ Spaggiari L, D'Aiuto M, Veronesi G, et al. Extended pneumonectomy with partial resection of the left atrium, without cardiopulmonary bypass, for lung cancer. Ann Thorac Surg, 2005, 79：234-240.

［50］ Hillinger S, Weder W. Extended surgical resection in stage Ⅲ non-small cell lung cancer. Front Radiat Ther Oncol, 2010, 42：115-121.

［51］ DiPerna C A, Wood D E. Surgical management of T3 and T4 lung cancer. Clin Cancer Res, 2005, 11：5038S-5044S.

［52］ Lang G, Taghavi S, Aigner C, et al. Extracorporeal membrane oxygenation support for resection of locally advanced thoracic tumors. Ann Thorac Surg, 2011, 92：264-270.

［53］ Lei J, Su K, Li X F, Zhou Y A, et al. ECMO-assisted carinal resection and reconstruction after left pneumonectomy. J Cardiothorac Surg, 2010, 5：89.

［54］ Paulson, D. L. and R. R. Shaw：Results of Bronchoplastic Procedures for Bronchogenic Carcinoma ［J］. Annals of Surgery, 1960, 151（5）：729-739.

［55］ David J. Sugarbaker, Mark J. Krasna, Raphael Bueno , et al. Adult Chest Surgery ［M］. New York：The McGraw-Hill Companies, Inc. 2009.

［56］ Hermes C. Grillo. Surgery of the TRACHEA and Bronchi ［M］. London：BC Decker Inc, 2004.

［57］ Krishna Khargi, Vincent A. M. Duurkens, Michel M. I. Versteegh, et al. Pulmonary function and postoperative complications after wedge and flap reconstructions of the main bronchus ［J］. J Thorac Cardiovasc Surg, 1996, 112（1）：117-123.

［58］ Hiroshige Nakamura, Yuji Taniguchi, Ken Miwa, et al. A Successful case of robotic bronchoplastic Lobectomy for Lung Cancer. ［J］ Ann Thorac Cardiovasc Surg, 2013. 19：478-480.

［59］ Mitsuhiro Kamiyoshihara, Takashi Ibe, Izumi Takeyoshi. Video-assisted thoracoscopic lobectomy with bronchoplasty for lung cancer：tip regarding bronchial anastomosis. ［J］ Gen Thorac Cardiovasc Surg, 2008, 56：476-478.

第一章　切口的选择

对于腔镜手术来讲，切口选择通常依据的原则首先是充分显露手术野。因为内镜显示系统可以清晰地暴露术野的各个方位，所以肺外科手术切口的选择主要考虑两个因素：一是肿瘤的大小，以能取出肿瘤来确定切口的长度。因肿瘤行肺叶切除术时，若肿瘤直径在 3 cm 以内，采用 6 cm 的切口保护套，可以完整取出标本；对于直径大于 3 cm 的肿瘤，笔者多采用直径 8 cm 的切口保护套，可取出直径大于 6 cm 的标本。二是肿瘤的位置，肺叶切除切口位置的选择依据术者习惯和各种胸腔镜器械特色的不同，因此多种多样。笔者进行上叶切除及袖状切除多经第四肋间腋前线或腋中线，下叶切除也可经第五肋间腋中线。

图 1-1 显示右肺中叶切除的切口选择，位于腋中线第四肋间，约 3 cm；选用 6 cm 切口保护套。

【手术步骤】

选择好切口位置，拟出预切开线（图 1-1）。

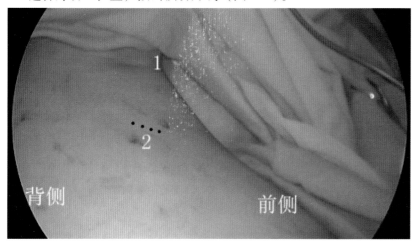

图 1-1　选择切口位置

1. 右侧腋窝
2. 操作孔预切开线（第四肋间）

按照预切开线切开皮肤（图 1-2）。

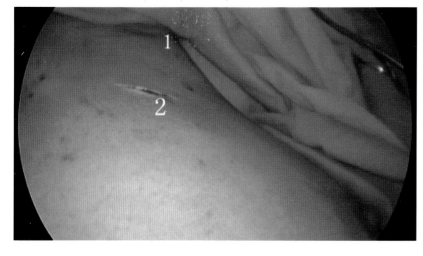

图 1-2　切开皮肤

1. 右侧腋窝
2. 操作孔切口

切开皮下组织（图1-3）。

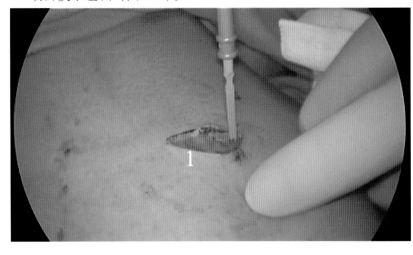

图1-3　切开皮下组织
1. 操作孔切口

用拉钩向两侧拉开切口，沿肌间隙分离，游离肌间隙到达肋骨（图1-4）。

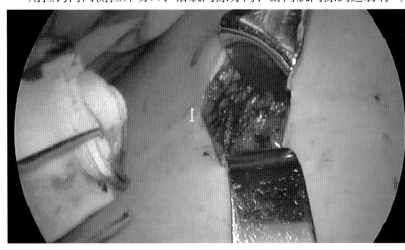

图1-4　放置拉钩
1. 操作孔切口

肋间神经位于肋骨下缘，为避免伤及肋间神经，沿切口下一肋骨上缘切开胸膜（图1-5）。

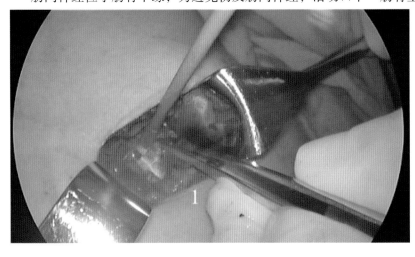

图1-5　切开胸膜
1. 操作孔切口

腔镜孔一般放置在腋后线第6肋间（图1-6）。

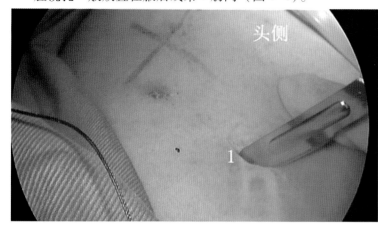

图1-6 选择腔镜孔位置
1. 腔镜孔切口

显示操作孔和腔镜孔（图1-7）。

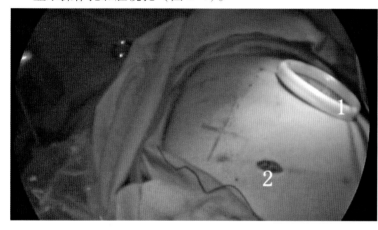

图1-7 操作孔和腔镜孔
1. 操作孔
2. 腔镜孔

【小结】

我们将此切口称为"基础切口"，通过此切口可以完成包括双袖切在内的绝大多数的胸腔镜手术，亦可根据术中情况，增加操作孔；如遇有突发情况可及时转为小切口手术。

第二章 右肺上叶切除

右肺上叶切除有很多种方法，有经前方入路，也有经后方入路，还有逆行切除等方法。支气管成形方法的运用，使肺上叶切除术产生了新的手术方法，本文加以介绍。该方法先从右肺上叶支气管入手，离断支气管以后，整个右肺上叶变得富有弹性，血管游离的长度相对增加，前后分离也更加容易。支气管成形术应用于肺叶切除有两个显著的优点：一是可以最大限度地切除支气管，相对于钉合支气管残端和结扎缝合等办法处理支气管，支气管成形术切除支气管的长度相对增加，做到肺叶的完全切除。二是由于支气管没有残端死腔残留，可以减少患者术后的刺激性咳嗽、咳痰等症状。

【手术步骤】

右肺上叶支气管位于奇静脉弓下方，手术先从奇静脉下方开始。用吸引器将右肺上叶压向下方，用电刀沿奇静脉弓下缘打开纵隔胸膜，将肺门淋巴结向远心端游离，和标本一同取出（图2-1）。

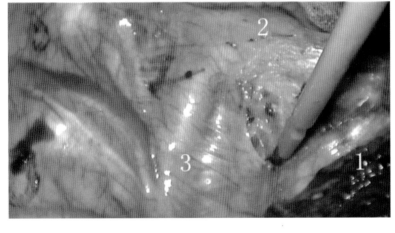

图2-1　打开纵隔胸膜

1. 右肺上叶
2. 奇静脉弓
3. 奇静脉

显露右肺上叶支气管（图2-2），沿支气管后方分离，用止血钳和电刀清扫右肺上叶肺门淋巴结，注意避免钳夹淋巴结。

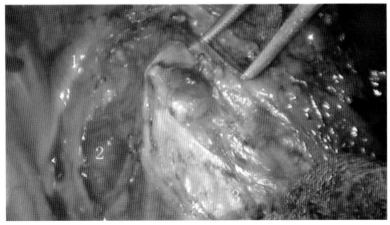

图2-2　显露右肺上叶支气管

1. 奇静脉
2. 食管
3. 右肺上叶支气管

继续沿上叶支气管后方向下分离，显露右肺中间段支气管（图2-3）。

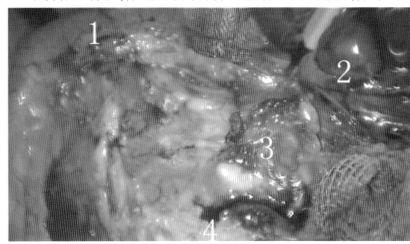

图2-3　显露右肺中间段支气管

1. 奇静脉
2. 右肺上叶
3. 右肺上叶支气管
4. 右肺中间段支气管

从右肺上叶支气管开口上方切断右肺上叶支气管（图2-4），电灼较小的支气管动脉。

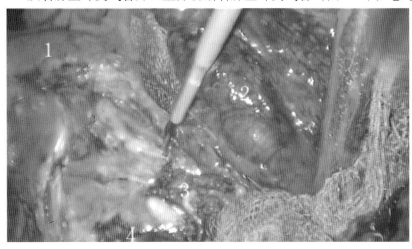

图2-4　切断右肺上叶支气管

1. 奇静脉
2. 右肺上叶
3. 右肺上叶支气管
4. 右肺中间段支气管

于右肺上叶支气管起始部上方切断右肺上叶支气管（图2-5）。切断支气管前方时，应注意避免损伤其前方的肺动脉前干。切断上叶支气管前，应确定中间段支气管的位置。

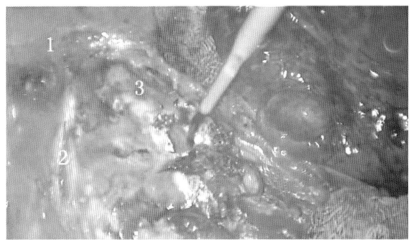

图2-5　切断右肺上叶支气管

1. 奇静脉弓
2. 右侧迷走神经
3. 右主支气管

清扫右主支气管前方的淋巴组织；用血管钳分离右主支气管前方的间隙，避免损伤支气管前方的血管（图 2-6）。

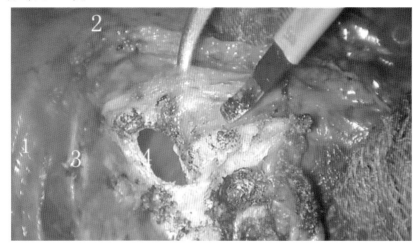

图 2-6　清扫右主支气管前方淋巴
　　　　组织
1. 奇静脉
2. 奇静脉弓
3. 右侧迷走神经
4. 切除后的右肺上叶支气管

显露右肺上叶支气管切除后由右主支气管下端和中间段支气管上端形成的残端（图 2-7）。切断右肺上叶支气管时应注意，支气管前方即是右肺上叶动脉前支，切断时应紧贴支气管前壁，避免损伤血管。支气管动脉常位于支气管后壁，较细的支气管动脉可用电刀直接电凝止血，粗大的支气管动脉需要结扎止血。

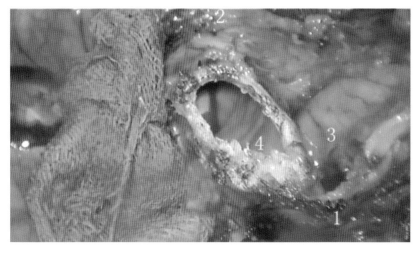

图 2-7　显露切除后的右肺上叶支
　　　　气管残端
1. 右肺上叶
2. 奇静脉弓
3. 右肺上叶动脉前干
4. 切除后的右肺上叶支气管残端

用丝线简单缝合切除后的右肺上叶支气管残端（图 2-8），避免污染。

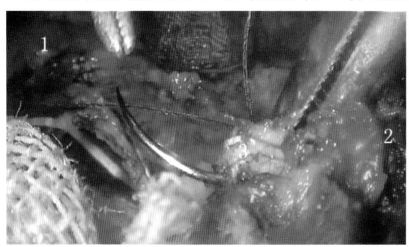

图 2-8　缝合右肺上叶支气管残端
1. 奇静脉
2. 右肺上叶
3. 右肺上叶支气管残端（远心端）

将右肺上叶压向前方，由于已切断支气管，可清楚显露支气管前方的右肺上叶动脉前支（图 2-9），继续清扫右主支气管前方的淋巴组织。

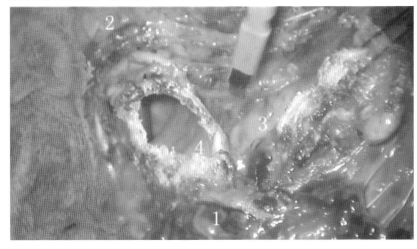

图 2-9　显露右肺上叶动脉前支

1. 右肺上叶
2. 奇静脉弓
3. 右肺上叶动脉前支
4. 右肺上叶支气管残端

切断右肺上叶支气管后，肺门上方可以得到充分的暴露（图 2-10），向前方清扫右主支气管前方的淋巴组织。切断右肺上叶支气管时应注意从根部上方切断，注意电刀切除的方向，使残端略呈鱼嘴状，便于吻合，其优点在于不但可以获得较安全的支气管切缘，而且减少了术后刺激性咳嗽。

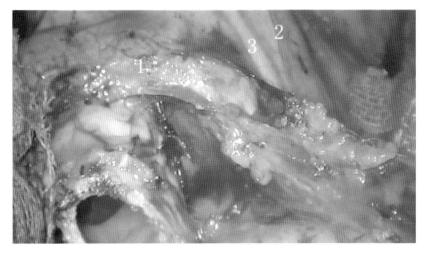

图 2-10　暴露肺门

1. 奇静脉弓
2. 上腔静脉
3. 右侧膈神经
4. 右主支气管残端

将右肺上叶向下牵拉，显露右肺上叶静脉，沿膈神经后方清扫右肺上叶上方的淋巴和脂肪组织（图 2-11）。

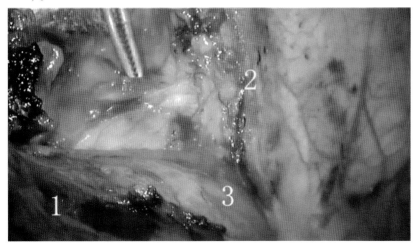

图 2-11　清扫右肺上叶上方的淋巴
　　　　　和脂肪组织

1. 右肺上叶
2. 右侧膈神经
3. 右肺上叶静脉

将右肺上叶压向后下方，可充分显露右肺上叶动脉前支，剥离血管外膜，细丝线结扎、切断右肺上叶动脉前支（图2-12）。

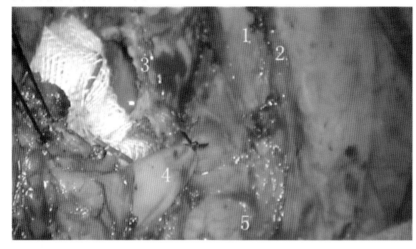

图 2-12　结扎、切断右肺上叶动脉
　　　　　前支
1. 上腔静脉
2. 右侧膈神经
3. 右主支气管残端
4. 右肺上叶动脉前支
5. 右肺上叶静脉

将右肺上叶压向后方，从膈神经后方开始游离至右肺上叶静脉前方，将脂肪组织向远心端方向分离（图2-13）。

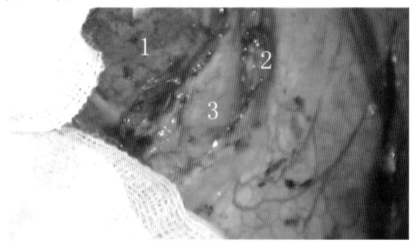

图 2-13　分离脂肪组织
1. 右肺上叶
2. 右侧膈神经
3. 右肺上叶静脉

在中叶静脉和上叶静脉之间，游离右肺上叶静脉下方（图2-14）。

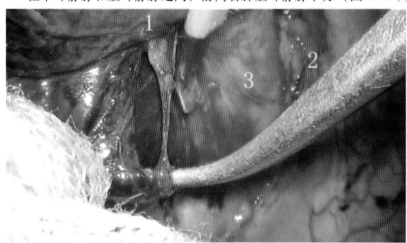

图 2-14　游离右肺上叶静脉
1. 右肺上叶
2. 右侧膈神经
3. 右肺上叶静脉

切断叶间静脉交通支（2-15），有时中叶静脉的侧支回流到右肺上叶静脉，分离时应注意，避免分离叶间的时候出血。

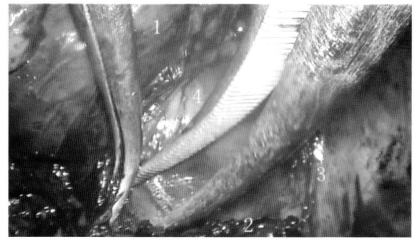

图 2-15 切断叶间静脉交通支

1. 右肺上叶
2. 右肺中叶
3. 右侧膈神经
4. 右肺上叶静脉

游离、结扎右肺上叶静脉，结扎右肺上叶静脉前需注意确定中叶静脉（图 2-16）。

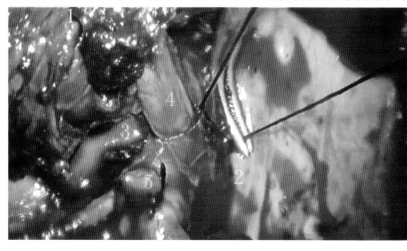

图 2-16 结扎右肺上叶静脉

1. 右肺上叶
2. 右侧膈神经
3. 右肺动脉叶间干
4. 右肺上叶静脉
5. 叶间静脉交通支断端

显露结扎的右肺上叶静脉（图 2-17），切断双重结扎的右肺上叶静脉，游离右肺上叶静脉时应注意避免损伤后方的肺动脉干。

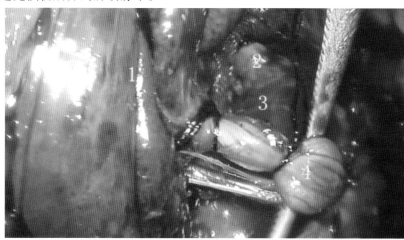

图 2-17 显露结扎的右肺上叶静脉

1. 右肺上叶
2. 右肺上叶动脉前支
3. 右肺动脉叶间干
4. 右肺上叶静脉

切断右肺上叶静脉后，可以充分暴露肺动脉叶间干，游离、结扎、切断右肺动脉尖支（图 2-18）。右肺上叶动脉前干有时为单支，本例分为前支和尖支两支，腔镜下血管游离需留意血管的不同变化。

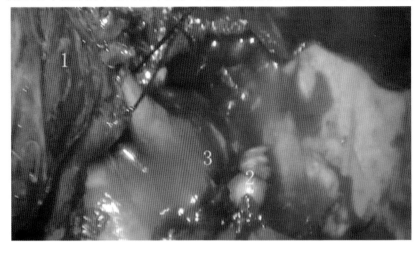

图 2-18　结扎、切断右肺动脉尖支
1. 右肺上叶
2. 右肺上叶静脉
3. 右肺动脉叶间干

显露右肺动脉后支（图 2-19），游离、结扎、切断右肺动脉后支。

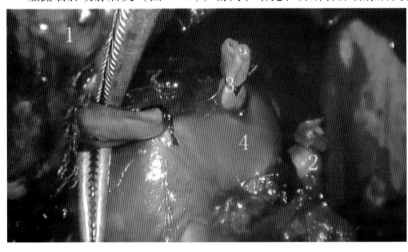

图 2-19　结扎、切断右肺动脉后支
1. 右肺上叶
2. 右肺上叶静脉
3. 右肺上叶动脉尖支
4. 右肺动脉叶间干

将右肺上叶压向后上方，沿右肺动脉叶间干向后分离（图 2-20）。

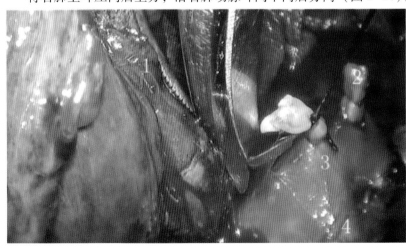

图 2-20　分离右肺动脉
1. 右肺上叶
2. 右肺上叶动脉尖支
3. 右肺上叶动脉后支
4. 右肺动脉叶间干

沿右肺动脉叶间干向后分离，显露下叶动脉分支，右肺下叶动脉背段的显露是分离叶间裂的标志（图2-21），背段血管向后已无大的血管，可用电刀分离叶间裂。

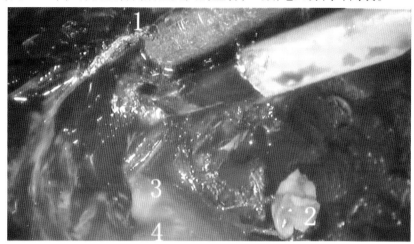

图2-21 显露右肺下叶动脉背段

1. 右肺上叶
2. 右肺上叶动脉后支
3. 右肺下叶动脉背段
4. 右肺下叶动脉基底段

用电刀向后打开叶间裂（图2-22）。

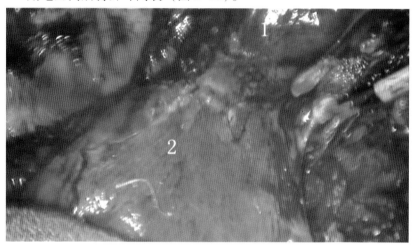

图2-22 打开叶间裂

1. 右肺上叶
2. 右肺下叶

游离完毕后，可清楚暴露中间段支气管，清扫右肺上叶支气管下方至中间段支气管的淋巴和脂肪组织（图2-23）。

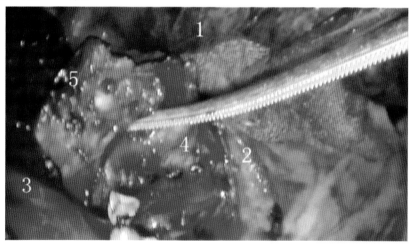

图2-23 清扫右肺上叶气管下方至中间段支气管的淋巴和脂肪组织

1. 右肺上叶
2. 奇静脉弓
3. 右肺下叶背段
4. 右主支气管
5. 中间段支气管残端

将肺动脉叶间干压向前方，将中间段支气管推向后方，清扫右肺动脉后方的淋巴和脂肪组织（图2-24）。

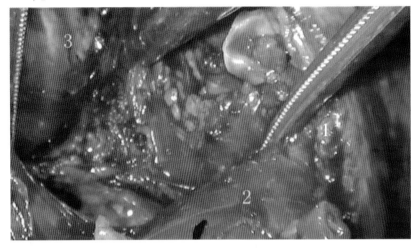

图2-24　清扫右肺动脉后方的淋巴
　　　　和脂肪组织
1. 右侧膈神经
2. 右肺动脉
3. 右主支气管

清扫右肺动脉后方的淋巴和脂肪组织（图2-25），与上方清扫的淋巴结相连。

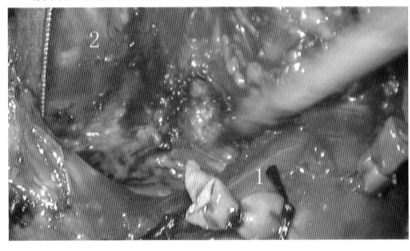

图2-25　清扫右主支气管前方的淋
　　　　巴和脂肪组织
1. 右肺动脉
2. 右主支气管

将中间段支气管向前方牵拉，于右侧迷走神经前方打开后纵隔胸膜（图2-26）。

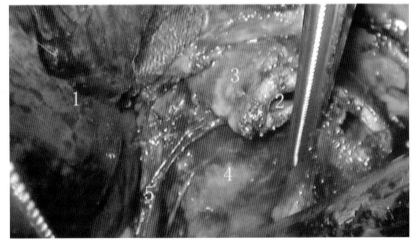

图2-26　打开后纵隔胸膜
1. 右肺上叶
2. 右主支气管残端
3. 右主支气管
4. 左主支气管
5. 右侧迷走神经

将中间段支气管压向前方，清扫隆突下后方淋巴结（图2-26）。

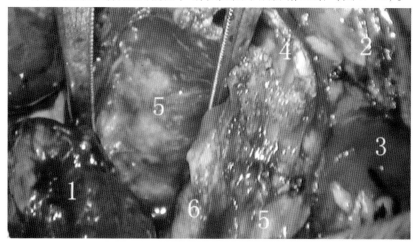

图2-27　清扫隆突下后方淋巴结

1. 右肺下叶
2. 上腔静脉
3. 右肺动脉
4. 中间段支气管残端
5. 左主支气管、右侧中间段支气管
6. 隆突下淋巴结

用丝线缝合右主支气管与胸壁，将右主支气管拉向后方（图2-28）。在胸腔镜手术中，助手无法使用器械帮助术者牵拉暴露，使用丝线将组织与胸壁固定，可起到显露术野的作用。

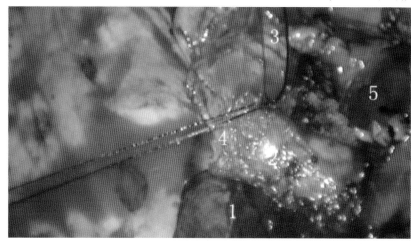

图2-28　将右主支气管拉向后方

1. 右肺下叶
2. 右侧中间段支气管
3. 右主支气管
4. 中间段支气管残端
5. 右肺动脉

由中间段支气管前方向后清扫隆突下淋巴结（图2-29）。隆突下淋巴结位于左右主支气管之间，由前方可清楚显露右主支气管下方。

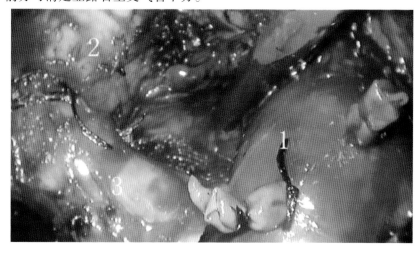

图2-29　清扫隆突下淋巴结

1. 右肺动脉
2. 右主支气管
3. 右侧中间段支气管

清扫隆突下淋巴结（图 2-30）。

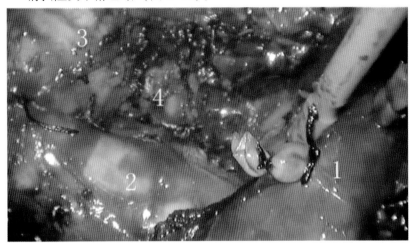

图 2-30　继续清扫隆突下淋巴结
1. 右肺动脉
2. 右主支气管
3. 右侧中间段支气管
4. 淋巴结

清扫完毕（图 2-31）。

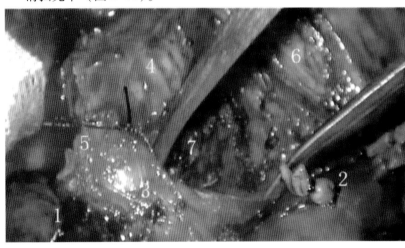

图 2-31　清扫完毕
1. 右肺下叶
2. 右肺动脉
3. 右肺中间段支气管
4. 右主支气管
5. 中间段支气管残端
6. 上腔静脉
7. 左主支气管

连续吻合右主支气管与中间段支气管的残端（图 2-32）。

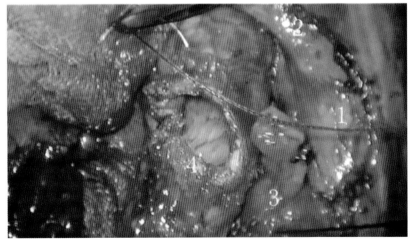

图 2-32　吻合支气管残端
1. 上腔静脉
2. 奇静脉弓
3. 右肺上叶动脉前支
4. 中间段支气管断端

右上叶支气管吻合完毕（图2-33）。

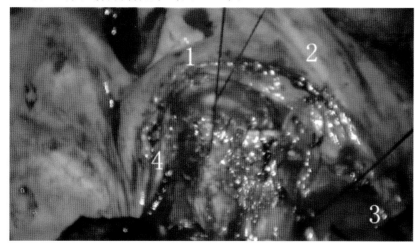

图2-33 吻合完毕

1. 奇静脉弓
2. 右侧膈神经
3. 右肺上叶动脉尖支
4. 右侧迷走神经

①整个手术由奇静脉下方开始，完整清扫肺门后方、上方淋巴结及脂肪组织。切断支气管以后，显露右肺上叶动脉。②转向肺门前方，清扫肺门前方淋巴及脂肪组织。而后切断右肺动脉前支、右肺上叶静脉，上肺静脉离断后，可显露肺动脉叶间干，依次结扎上叶动脉的尖支和前支，分离叶间裂，显示右肺下叶背段动脉后，动脉后方已无大的血管，可用电刀分离。如果叶裂发育不好，下叶肺断面需要缝合以防漏气。③转向肺动脉叶间干后方，清扫肺动脉后方支气管前方的淋巴和脂肪组织，向后牵拉上叶支气管残端，显露支气管下方的淋巴和脂肪组织。④转向支气管后方，在右侧迷走神经前方切开纵隔胸膜，移除标本。⑤清扫隆突下淋巴结。⑥支气管切除应注意在根部上方切断，这样可以达到肺叶的完全切除，也使支气管残端缝合后不留残腔，缝合时采用3-0可吸收缝线间断缝合。

于上腔静脉和奇静脉夹角处打开纵隔胸膜（图2-34）。

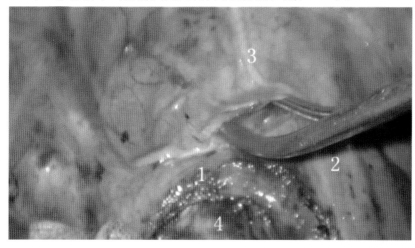

图2-34 打开纵隔胸膜

1. 奇静脉弓
2. 上腔静脉
3. 右侧膈神经
4. 右主支气管

紧贴上腔静脉，其后方向上向后分离至右侧锁骨下动脉下方（图2-35）。

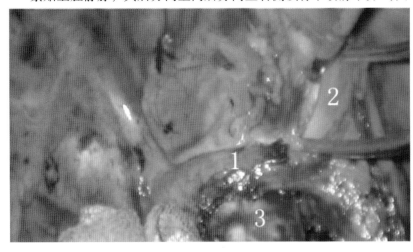

图2-35　开始分离
1. 奇静脉弓
2. 上腔静脉
3. 右主支气管

将奇静脉弓挑起，清扫奇静脉弓后方的淋巴结（图2-36）。

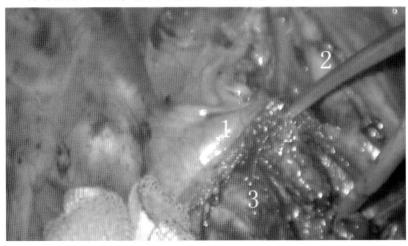

图2-36　清扫奇静脉弓后方的淋巴结
1. 奇静脉弓
2. 上腔静脉
3. 右主支气管

显露右侧锁骨下动脉，于食管前方清扫喉返神经后方的淋巴结（图2-37）。

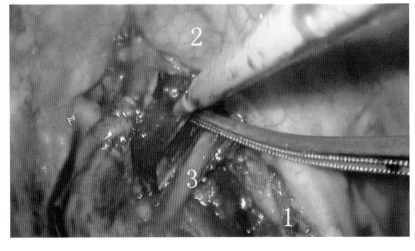

图2-37　清扫喉返神经后方的淋巴结
1. 上腔静脉
2. 右侧无名静脉
3. 右侧迷走神经

于右侧无名静脉后方、锁骨下动脉下方清扫喉返神经前方的淋巴结（图2-38）。

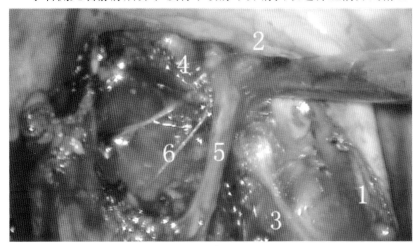

图2-38 清扫喉返神经前方的淋巴结

1. 上腔静脉
2. 右侧无名静脉
3. 主动脉弓
4. 右侧锁骨下动脉
5. 右侧迷走神经
6. 气管

喉返神经前方、后方的淋巴结清扫完毕（图2-39）。

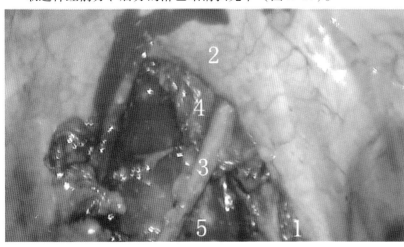

图2-39 喉返神经前方、后方的淋巴结清扫完毕

1. 上腔静脉
2. 右侧无名静脉
3. 右侧迷走神经
4. 右侧锁骨下动脉
5. 气管

奇静脉弓后下方和上方的淋巴结清扫完毕（图2-40、图2-41）。

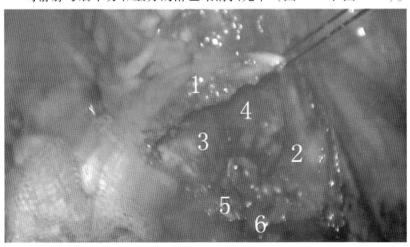

图2-40 奇静脉弓后下方的淋巴结清扫完毕

1. 奇静脉弓
2. 上腔静脉
3. 右主支气管
4. 主动脉弓
5. 支气管吻合口
6. 右肺动脉叶间干

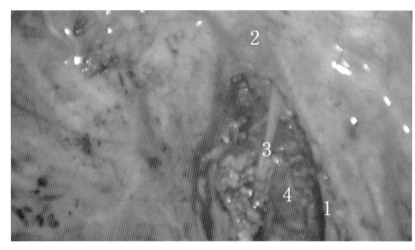

图 2-41　奇静脉弓上方的淋巴结清
　　　　　扫完毕
1. 上腔静脉
2. 右侧无名静脉
3. 右侧迷走神经
4. 气管

胸膜覆盖清扫区域，可减少由于淋巴组织清扫而造成的渗出（图 2-42）。

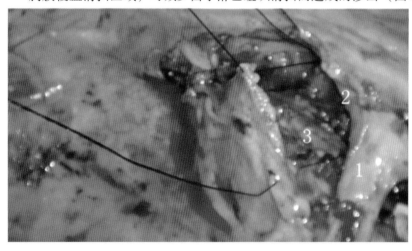

图 2-42　用胸膜覆盖清扫区域
1. 前奇静脉弓
2. 上腔静脉
3. 气管

用丝线间断缝合右肺中叶肺组织断面（图 2-43）。

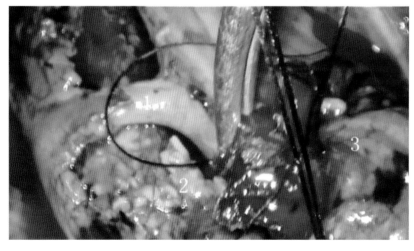

图 2-43　缝合肺组织断面
1. 奇静脉弓
2. 支气管吻合口
3. 右肺中叶肺组织断面

用下叶肺组织包埋支气管吻合口残端（图 2-44）。

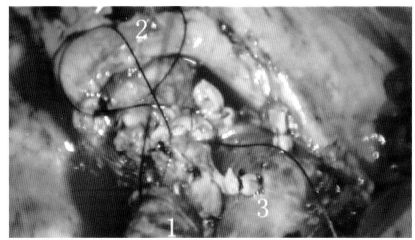

图 2-44　包埋支气管吻合口残端

1. 右肺下叶
2. 奇静脉弓
3. 右肺动脉叶间干

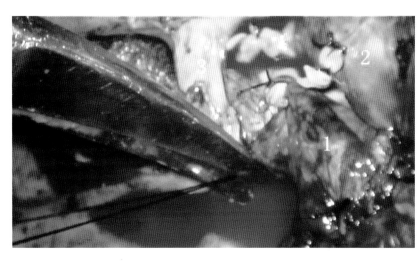

图 2-45　包埋完毕

1. 右肺下叶
2. 右肺动脉叶间干
3. 奇静脉弓

【小结】

①清扫上纵隔淋巴结，先由奇静脉弓下方开始，清扫 4 组淋巴结。②向上继续清扫，前方为上腔静脉后缘，后方为气管前缘。③向左侧清扫要显露主动脉弓，上方显露右侧锁骨下动脉和右侧喉返神经。④清扫完成后要注意用胸膜遮盖上纵隔残腔，可有效减少术后的渗出。⑤包埋支气管残端可用纵隔胸膜、心包脂肪垫、胸腺组织等，本例采用右肺下叶肺组织包埋。

第三章　右肺中叶切除

右肺中叶切除的步骤是：切断右肺中叶静脉，而后显露其后方的支气管，最后切断动脉。由于右肺中叶的支气管位于动脉的深部，先切断支气管比较困难，因此，也可先切断动脉，再切断支气管。支气管切断时应稍呈楔形切断，使缝合后不留残腔。

【手术步骤】

显示肿瘤位置（图3-1）。

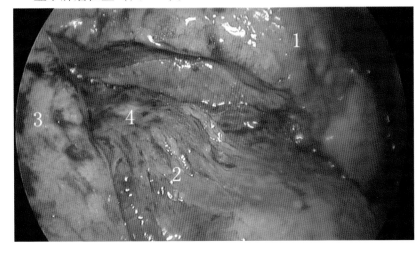

图3-1　显示右肺中叶肿瘤
1. 右肺上叶
2. 右肺中叶
3. 右肺下叶
4. 右肺中叶肿瘤

将右肺中叶压向后方，在膈神经后方打开纵隔胸膜（图3-2），沿膈神经后方向后方清扫。

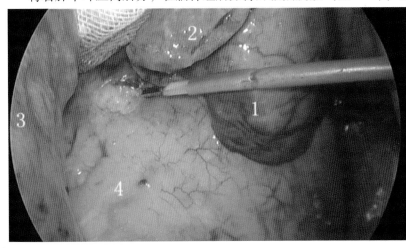

图3-2　打开纵隔胸膜
1. 右肺上叶
2. 右肺中叶
3. 右肺下叶
4. 右侧膈神经

将纵隔胸膜向后分离，显露右肺上叶静脉（图3-3）。右肺中叶静脉往往和右肺上叶静脉共干，中叶静脉是上叶静脉的下根，切断中叶静脉前须确定上叶静脉的位置。

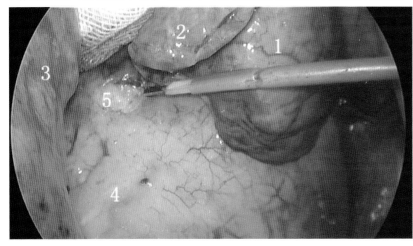

图3-3 显露右肺上叶静脉

1. 右肺上叶

2. 右肺中叶

3. 右肺下叶

4. 膈神经

5. 右肺上叶静脉

向下方牵拉右肺下叶，用电刀打开中叶与下叶之间的叶间裂（图3-4）。

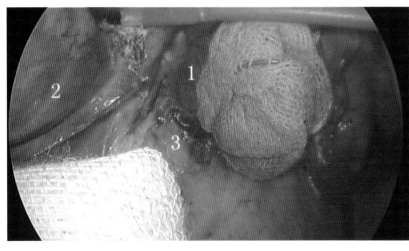

图3-4 打开叶间裂

1. 右肺中叶

2. 右肺下叶

3. 右肺上叶静脉

继续向后方打开中叶与下叶之间的叶间裂，显露斜裂、水平裂交汇处（图3-5）。

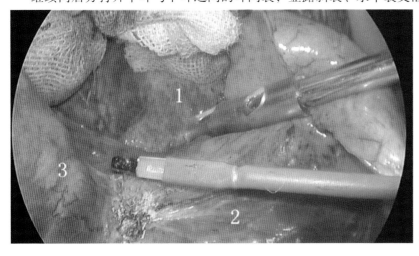

图3-5 显露斜裂、水平裂交汇处

1. 右肺上叶

2. 右肺中叶

3. 右肺下叶

　　轻轻下压右肺中叶，打开中叶与下叶之间的叶间裂，于右肺下叶上方显示下叶基底段动脉（图3-6）。

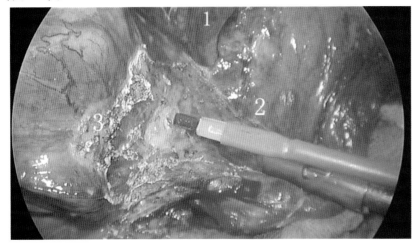

图 3-6　显露下叶基底段动脉
1. 右肺上叶
2. 右肺中叶
3. 右肺下叶

　　向后上方牵拉右肺中叶，沿中叶静脉下后方打开叶间裂，清扫肺门淋巴结（图 3-7）。

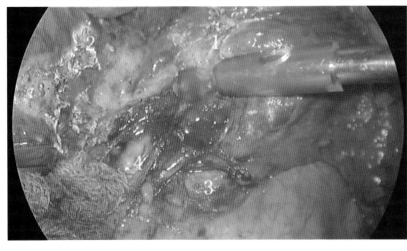

图 3-7　清扫肺门淋巴结
1. 右肺中叶
2. 右肺下叶
3. 右肺上叶静脉
4. 右肺中叶静脉

　　用血管钳沿下叶基底段动脉表面向后分离（图 3-8）。

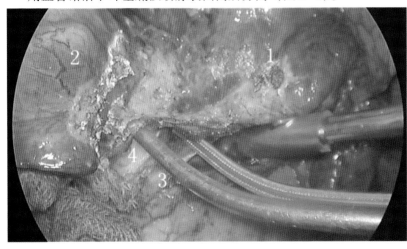

图 3-8　分离下叶基底段动脉
1. 右肺中叶
2. 右肺下叶
3. 右肺中叶静脉
4. 下叶基底段动脉

牵拉右肺下叶基底干动脉，清扫其下方的淋巴结（图3-9）。

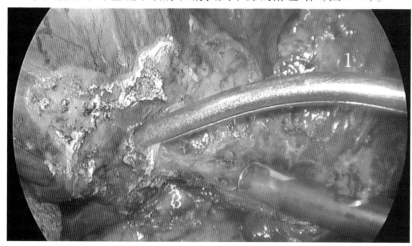

图3-9　清扫右肺下叶基底干动脉下方的淋巴结

1. 右肺中叶
2. 右肺下叶
3. 中叶静脉
4. 右肺下叶基底干动脉

清扫下叶基底段动脉与下叶支气管之间的淋巴结（图3-10），显露右肺下叶支气管。

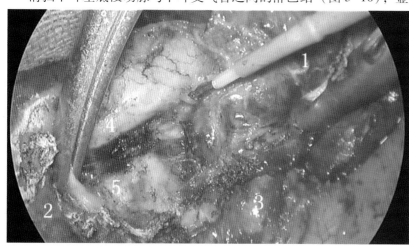

图3-10　清扫下叶基底段动脉与下叶支气管之间的淋巴结

1. 右肺中叶
2. 右肺下叶
3. 右肺中叶静脉
4. 下叶基底段动脉
5. 右肺下叶支气管

提起下叶基底干动脉外膜，打开血管鞘（图3-11）。

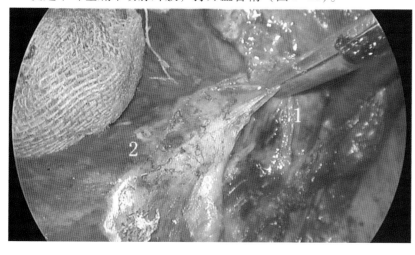

图3-11　打开右肺下叶基底干动脉血管鞘

1. 右肺中叶
2. 右肺下叶
3. 右肺下叶基底干动脉

　　打开动脉外膜，沿基底干动脉向后上方清扫，显露中叶动脉，清扫叶间淋巴结和脂肪组织（图3-12）。围绕中叶支气管的淋巴结位于管口的上方、下方和前方。肿大的淋巴结可压迫中叶支气管，出现"中叶综合征"。

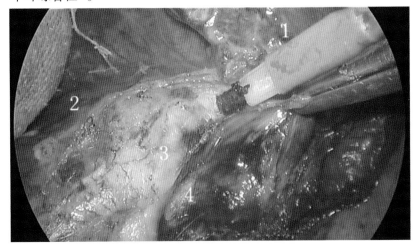

图3-12　清扫叶间淋巴结和脂肪组织

1. 右肺中叶
2. 右肺下叶
3. 下叶基底段动脉
4. 右肺下叶支气管

　　打开右肺上叶与右肺中叶之间的叶间裂（图3-13），以显露中叶动脉。

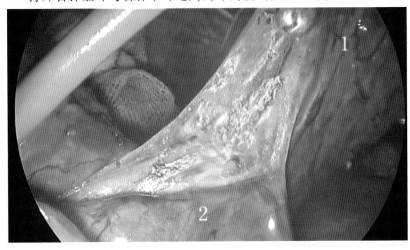

图3-13　打开中间裂

1. 右肺上叶
2. 右肺中叶

　　在右肺上叶静脉与右肺中叶静脉之间打开纵隔胸膜，清扫右肺上叶静脉下方淋巴结（图3-14）。

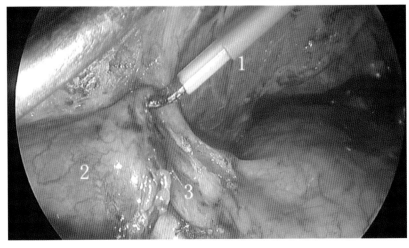

图3-14　清扫右肺上叶静脉下方淋
　　　　巴结

1. 右肺上叶
2. 右肺中叶
3. 右肺上叶静脉

继续打开右肺上叶和右肺中叶之间的叶间裂（图3-15），注意中叶和上叶静脉之间的交通支。

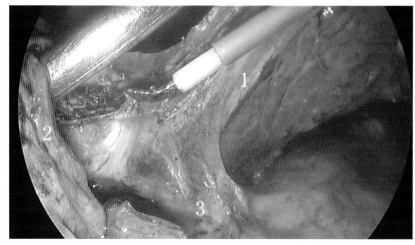

图3-15　继续打开叶间裂

1. 右肺上叶
2. 右肺中叶
3. 上肺静脉

显露回流到右肺叶静脉的中叶肺静脉分支（图3-16、图3-17），对于中叶静脉和上叶静脉之间的交通支应予以重视，以防损伤造成出血。

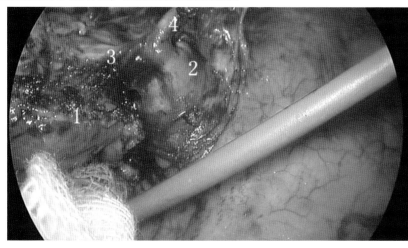

图3-16　显露中叶静脉分支

1. 右肺中叶
2. 上叶静脉
3. 中叶静脉分支回流到上叶静脉
4. 上叶静脉分支

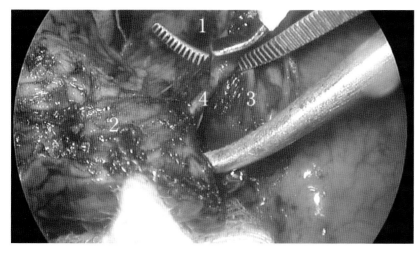

图3-17　中叶静脉

1. 右肺上叶
2. 右肺中叶
3. 上肺静脉
4. 中叶肺静脉分支回流到上肺静脉

切断回流到上肺静脉的中叶肺静脉分支（图3-18）。

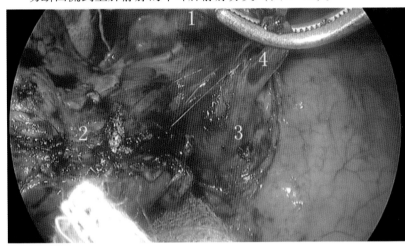

图3-18 切断中叶肺静脉分支

1. 右肺上叶
2. 右肺中叶
3. 右肺上叶静脉
4. 中叶和上叶的静脉交通支

将右肺中叶压向后下方，在上肺静脉后方向后分离，显露中叶动脉（图3-19）。右肺中叶动脉分支的数目变异较大，单支型的占了半数以上，分离显露时应注意。

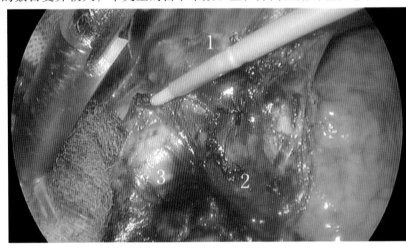

图3-19 显露中叶动脉

1. 右肺上叶
2. 上叶静脉
3. 中叶动脉

清扫中叶动脉周围淋巴结，分离、结扎、切断中叶动脉，显露中叶支气管。（图3-20～图3-22）

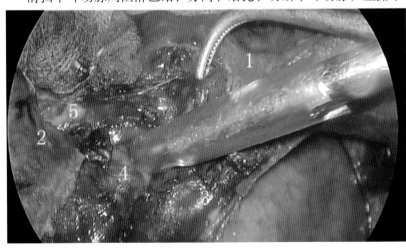

图3-20 清扫中叶动脉周围淋巴结

1. 右肺上叶
2. 右肺中叶
3. 右肺上叶静脉
4. 右肺中叶动脉
5. 右肺下叶动脉

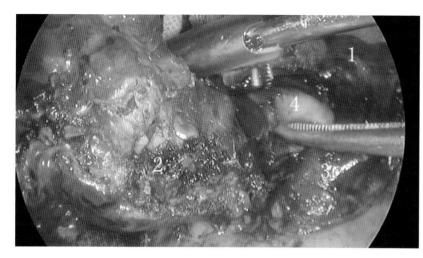

图3-21　分离、结扎、切断中叶动脉

1. 右肺上叶
2. 右肺中叶
3. 上肺静脉
4. 中叶动脉

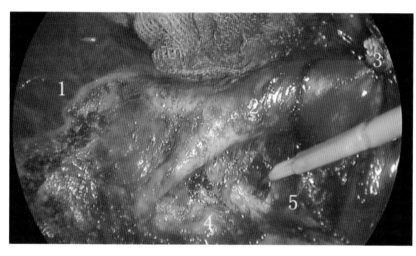

图3-22　显露中叶支气管

1. 右肺下叶
2. 右肺下叶基底段动脉
3. 中叶动脉残端
4. 右肺下叶支气管
5. 中叶支气管

　　把右肺中叶向前牵拉，清扫中叶支气管周围淋巴结（图3-23），用电刀于中叶支气管起始部切断中叶支气管（图3-24），较小的支气管动脉分支可用电刀烧灼止血。

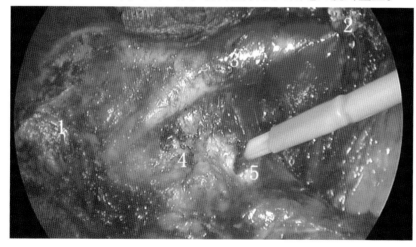

图3-23　切除中叶支气管

1. 右肺下叶
2. 中叶动脉残端
3. 右肺下叶基底段动脉
4. 右肺下叶支气管
5. 中肺叶支气管

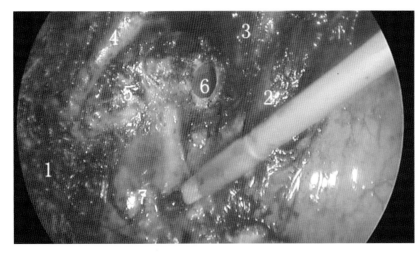

图 3-24　清扫中叶支气管周围淋巴结
1. 右肺下叶
2. 上叶静脉
3. 肺动脉叶间干
4. 右肺下叶基底段动脉
5. 右肺下叶支气管
6. 中叶支气管切除后的残端
7. 右肺下叶静脉

此时中叶已大部分游离，将右肺中叶轻轻提起，显露中叶静脉（图 3-25）。

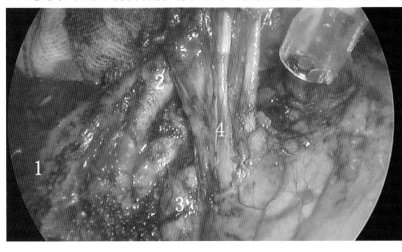

图 3-25　显露中叶静脉
1. 右肺下叶
2. 右肺下叶基底段动脉
3. 下肺静脉
4. 中叶静脉

清扫中叶静脉周围淋巴结，结扎、切断中叶静脉，接着移除标本（图 3-26～图 3-28）。

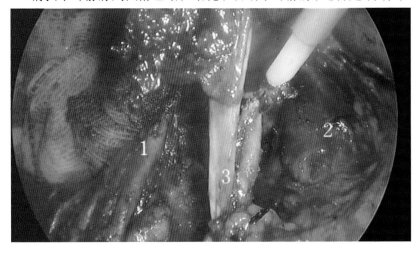

图 3-26　切断中叶静脉
1. 右肺下叶基底段动脉
2. 上肺静脉
3. 中叶静脉

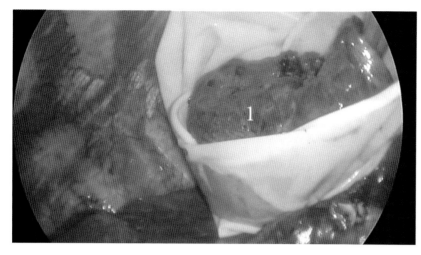

图 3-27　移除标本

1. 右肺中叶

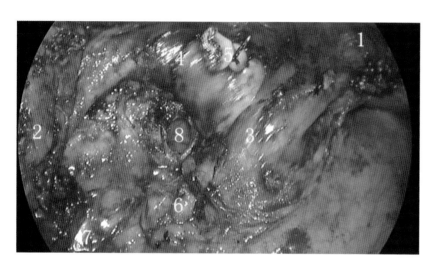

图 3-28　显示标本移除后

1. 右肺下叶

2. 右肺下叶

3. 上叶静脉

4. 肺动脉叶间干

5. 中叶动脉残端

6. 中叶静脉残端

7. 下叶静脉

8. 中叶支气管切除后的残端

　　右肺中叶切除的方法也有很多种，最常见的是前入路，即先分离切断中叶静脉，然后显露中叶动脉，最后切断支气管。因为单纯中叶切除的病例往往肿瘤位于支气管开口较远的部位，和肺门的关系相对不是很紧密，所以，肺门各个结构比较容易解剖。本例即是在充分游离动、静脉及支气管后，分别予以离断。

　　使用可吸收缝线连续缝合中间段支气管和右肺下叶支气管残端（图 3-29）。

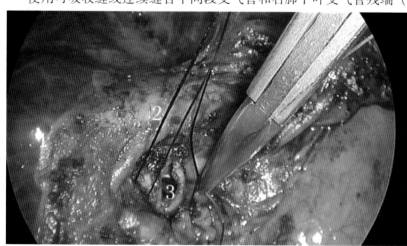

图 3-29　吻合中叶支气管残端

1. 右肺下叶

2. 肺动脉叶间干

3. 支气管残端

支气管残端缝合完毕（图3-30）。中叶支气管切除后，由中间段支气管下端和下叶支气管上端形成的残端位置比较深，缝合有一定难度，缝合时注意避免损伤动脉血管。

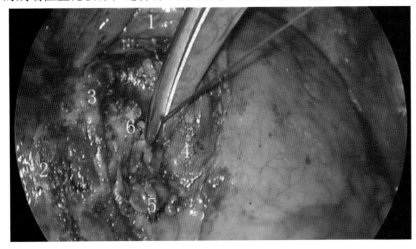

图3-30　支气管残端缝合完毕
1. 右肺上叶
2. 右肺中叶
3. 下叶动脉
4. 上肺静脉
5. 中叶静脉残端
6. 支气管吻合口

打开后纵隔胸膜（图3-31），清扫肺门淋巴结。

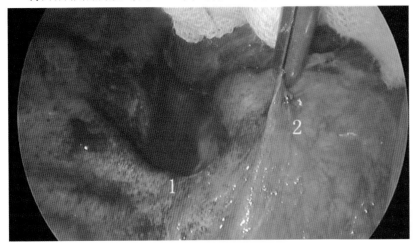

图3-31　打开后纵隔胸膜
1. 奇静脉
2. 右侧肺门淋巴结

在迷走神经前方打开纵隔胸膜，沿中间段支气管后方清扫后侧肺门淋巴结（图3-32）。

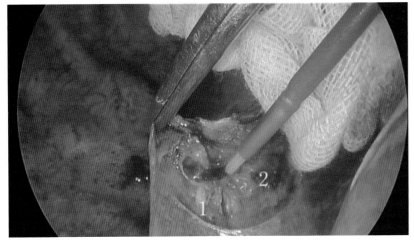

图3-32　清扫后侧肺门淋巴结
1. 右侧迷走神经
2. 右侧肺门淋巴结

于上肺支气管后方清扫肺门淋巴结（图3-33～图3-34）。

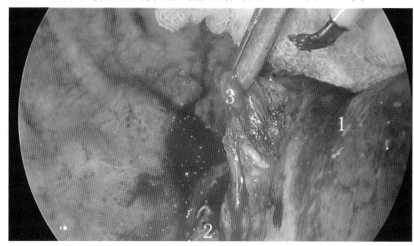

图3-33 清扫肺门淋巴结

1. 右肺上叶
2. 食管
3. 肺门淋巴结

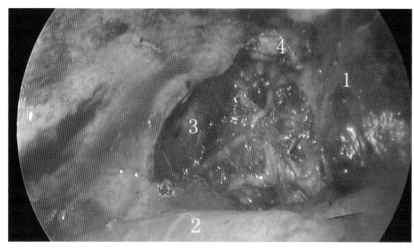

图3-34 肺门淋巴结清扫完毕

1. 右肺上叶
2. 右肺下叶
3. 食管
4. 奇静脉弓

打开食管与中间段支气管之间的结缔组织，由食管前方向前清扫隆突下淋巴结。（图3-35～图3-36）

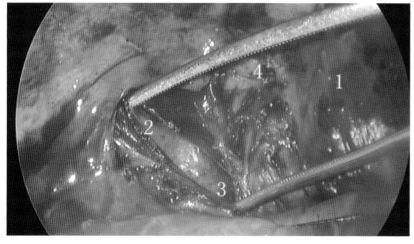

图3-35 打开食管与中间段支气管
之间的结缔组织

1. 右肺上叶
2. 食管
3. 右侧中间段支气管
4. 奇静脉弓

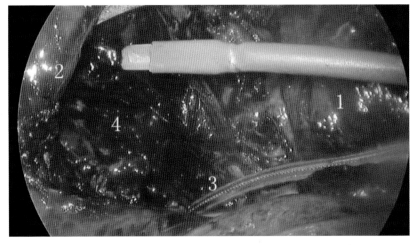

图 3-36　清扫隆突下淋巴结第一步
1. 右肺上叶
2. 食管
3. 右侧中间段支气管
4. 左主支气管

由右主支气管下方向下清扫隆突下淋巴结（图 3-37），显露左主支气管。

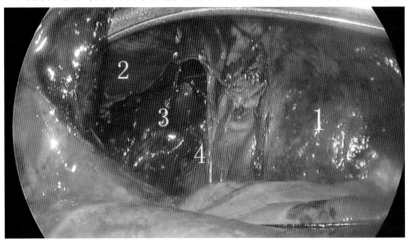

图 3-37　清扫隆突下淋巴结第二步
1. 右肺上叶
2. 食管
3. 左主支气管
4. 右侧中间段支气管

沿左主支气管下方清扫隆突下淋巴结至左侧肺门（图 3-38）。

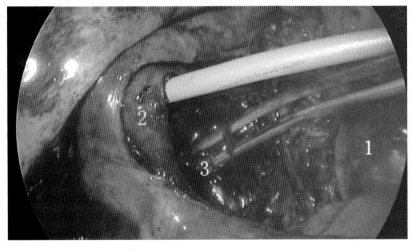

图 3-38　清扫隆突下淋巴结第三步
1. 右肺上叶
2. 食管
3. 左主支气管

沿奇静脉下缘打开奇静脉与上腔静脉夹角下方的纵隔胸膜（图3-39）。

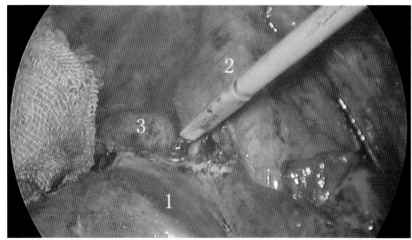

图3-39　打开纵隔胸膜
1. 右肺上叶
2. 上腔静脉
3. 奇静脉弓

在奇静脉弓下方清扫右侧气管支气管淋巴结（图3-40），沿右主支气管上方清扫右侧气管支气管淋巴结（图3-41）。

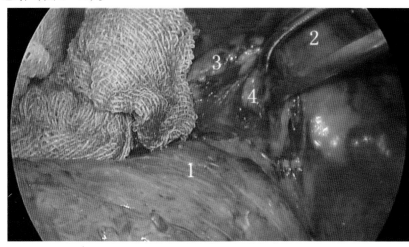

图3-40　清扫右侧支气管淋巴结第
　　　　　一步
1. 右肺上叶
2. 上腔静脉
3. 奇静脉弓
4. 右侧气管支气管淋巴结

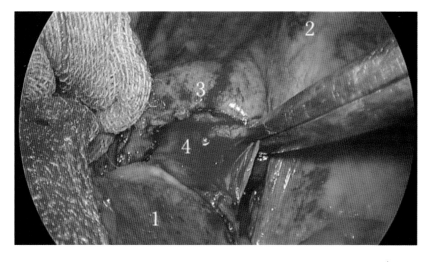

图3-41　清扫右侧支气管淋巴结第
　　　　　二步
1. 右肺上叶
2. 上腔静脉
3. 奇静脉弓
4. 右主支气管

沿上腔静脉后缘向后清扫上腔静脉与气管之间的淋巴和脂肪组织，至右侧无名静脉下缘。（图3-42~图 3-43）

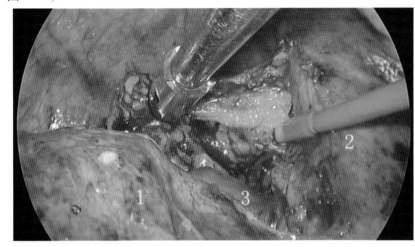

图 3-42　清扫上腔静脉与气管之间
　　　　　的淋巴和脂肪组织第一步

1. 右肺上叶

2. 上腔静脉

3. 奇静脉弓

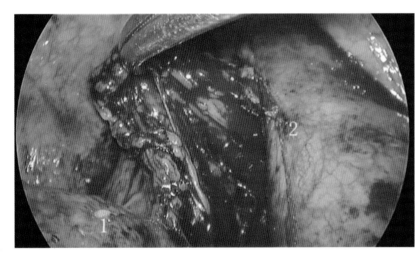

图 3-43　清扫上腔静脉与气管之间
　　　　　的淋巴和脂肪组织第二步

1. 右肺上叶

2. 上腔静脉

上腔静脉与气管之间的淋巴和脂肪组织清扫完毕（图 3-44~图 3-45）。

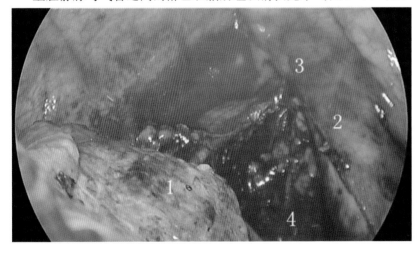

图 3-44　上腔静脉与气管之间的淋
巴和脂肪组织清扫完毕

1. 右肺上叶

2. 上腔静脉

3. 右侧无名静脉

4. 主动脉弓

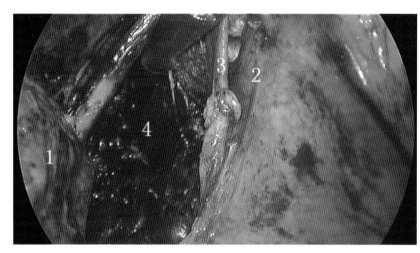

图 3-45　清扫完毕
1. 右肺上叶
2. 上腔静脉
3. 奇静脉弓
4. 气管

【小结】

本例右肺中叶切除开始于膈神经后方的纵隔胸膜，清扫至肺静脉平面后，转向中叶静脉的上下方。下方分离斜裂前方，显露下叶基底段动脉，而后沿基底段动脉向后上方分离，直至显露中叶支气管及动脉下方。同时清扫相应区域的淋巴组织，上方由上肺静脉背段下方向后下方清扫，注意处理叶间静脉的交通支。切开叶间裂，显露静脉后面的右肺动脉叶间干和右肺中叶动脉上方和前方，切断中叶动脉后，清扫中叶支气管后方的淋巴组织，于起始部上方切断中叶支气管，然后清扫其前方与中叶静脉后方的淋巴结，最后切断静脉。

第四章　右肺下叶切除

中间段支气管向下分别发出右肺中叶和右肺下叶支气管：中叶支气管发自前壁，走向前下外方；下叶支气管位于最远端，走向后外下方。由于中叶支气管短而细，切除下叶支气管时，靠近中叶支气管处应保留适当的长度，以免吻合支气管残端时造成中叶支气管扭曲或狭窄。

【手术步骤】

在右肺中叶与右肺下叶之间打开叶间裂（图4-1）。

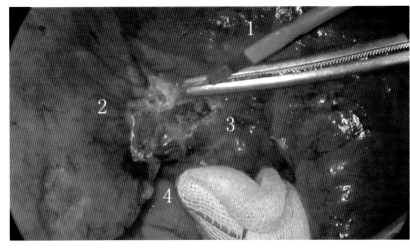

图4-1　打开叶间裂
1. 右肺上叶
2. 右肺下叶
3. 右肺中叶
4. 膈神经

逐层分离叶间裂，显露叶间淋巴结（图4-2）。叶间淋巴结往往位于支气管及叶间动脉周围，是确定支气管及叶间动脉的标志。

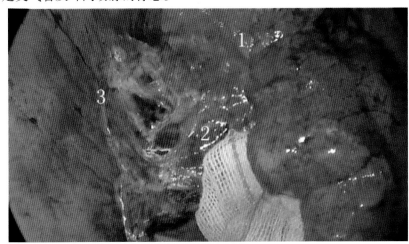

图4-2　显露叶间淋巴结
1. 右肺上叶
2. 右肺中叶
3. 右肺下叶

由前向后分离右肺中叶与下叶之间的叶间裂，显露上、下叶之间的动脉分支和支气管（图4-3）。

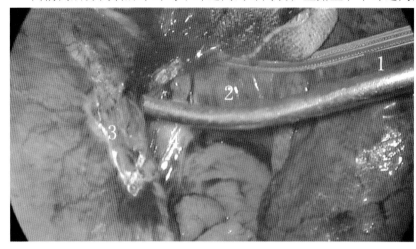

图4-3 显露上、下叶之间的动脉
分支和支气管
1. 右肺上叶
2. 右肺中叶
3. 右肺下叶
4. 右肺下叶支气管

在支气管前方打开叶间裂，显露右肺中叶支气管，沿中叶支气管向下方清扫淋巴和脂肪组织（图4-4）。

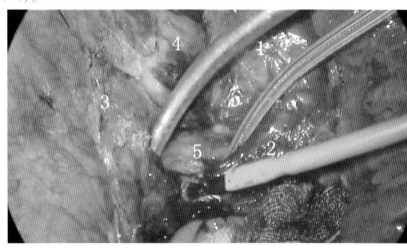

图4-4 清扫中叶支气管下方的淋
巴和脂肪组织
1. 右肺上叶
2. 右肺中叶
3. 右肺下叶
4. 叶间动脉
5. 右肺中叶支气管

继续向下清扫，显露右肺下叶支气管（图4-5）。

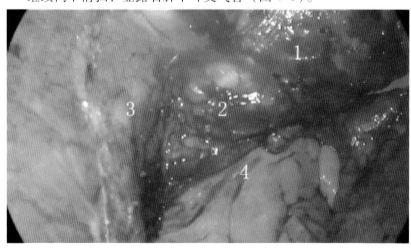

图4-5 显露右肺下叶支气管
1. 右肺中叶
2. 右肺下叶支气管
3. 右肺下叶
4. 右侧膈神经

打开血管鞘，显露右肺叶间动脉（图4-6）。

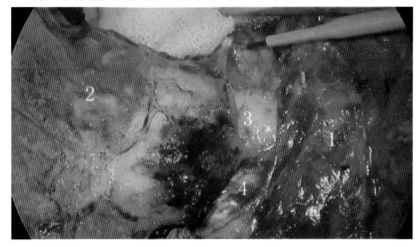

图4-6 显露右肺叶间动脉

1. 右肺中叶
2. 右肺下叶
3. 右肺中叶动脉
4. 右肺中叶支气管
5. 右肺上叶后段动脉

向后方分离血管鞘，清扫动脉周围的淋巴和脂肪组织，显露右肺上叶动脉后支（图4-7）。

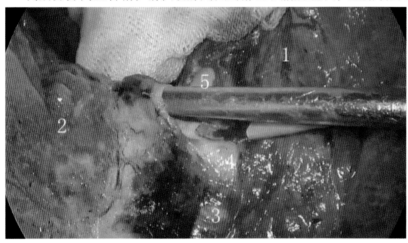

图4-7 显露右肺上叶动脉后支

1. 右肺中叶
2. 右肺下叶
3. 右肺中叶支气管
4. 右肺中叶动脉
5. 右肺上叶后段动脉

向前方分离动脉鞘外膜，清扫叶间淋巴结（图4-8），显露叶间动脉各支。

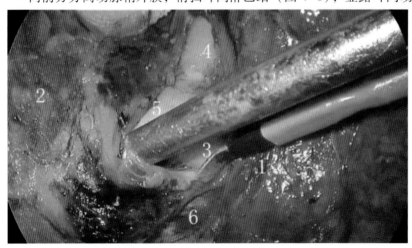

图4-8 清扫叶间淋巴结第一步

1. 右肺中叶
2. 右肺下叶
3. 中叶动脉
4. 右上肺动脉后支
5. 下叶动脉基底支
6. 右肺中叶支气管

游离右肺下叶动脉起始部，套线准备结扎（图4-9）。右肺下叶动脉往往分出背段动脉后再分出基底动脉干。本例背段动脉和基底动脉干开口较近，可一同结扎。在结扎前，应确定中叶动脉和上叶动脉后支，避免损伤。

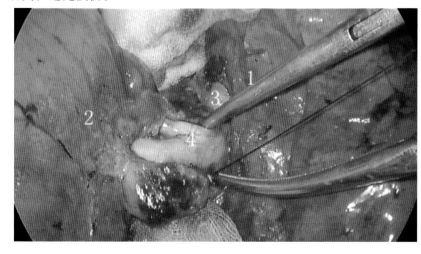

图4-9　在右肺下叶动脉起始部套线

1. 右肺上叶
2. 右肺下叶
3. 右上肺动脉后支
4. 右肺下叶动脉

结扎右肺下叶动脉起始部，结扎、切断右肺下叶动脉各支（图4-10）。

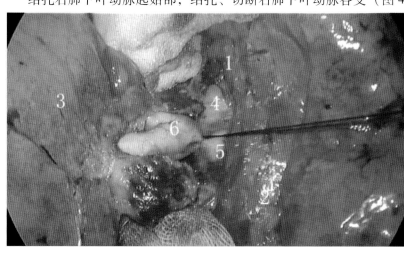

**图4-10　结扎、切断右肺下叶动脉
　　　　　各支**

1. 右肺上叶
2. 右肺中叶
3. 右肺下叶
4. 右上肺动脉后支
5. 右肺中叶动脉
6. 右肺下叶动脉

清扫叶间淋巴结（图4-11），前达中叶支气管下方，后达中间段支气管下方。

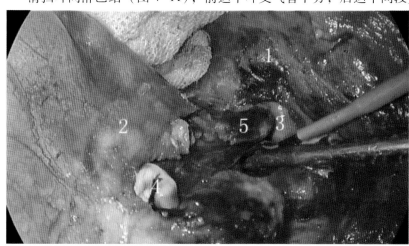

图4-11　清扫叶间淋巴结第二步

1. 右肺上叶
2. 右肺下叶
3. 右肺上叶动脉后支
4. 右肺下叶动脉基底支残端
5. 叶间淋巴结

将右肺下叶动脉干残端向前牵拉，沿右肺上叶动脉后支清扫叶间淋巴结（图4-12）。

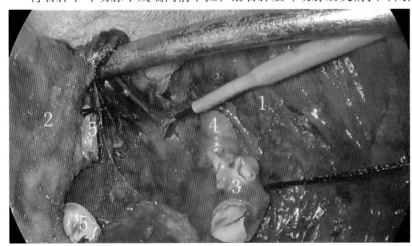

图4-12　清扫叶间淋巴结第三步
1. 右肺上叶
2. 右肺下叶
3. 右肺下叶动脉干残端
4. 右肺上叶动脉后支
5. 右肺下叶动脉基底支和背段支残端

沿右肺上叶动脉后支清扫叶间淋巴结（图4-13）。

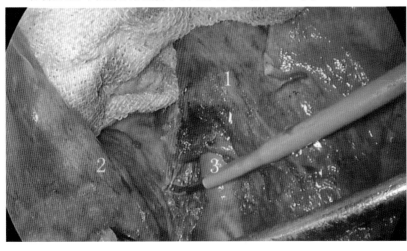

图4-13　清扫叶间淋巴结第四步
1. 右肺上叶
2. 右肺下叶
3. 右肺上叶动脉后支

将右肺上叶动脉后支压向前方，清扫右肺上叶动脉后支后方的叶间淋巴结（图4-14）。

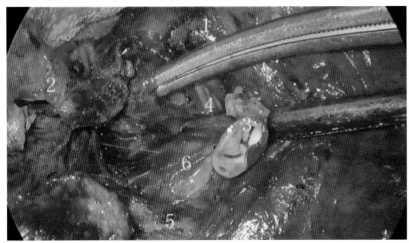

图4-14　清扫叶间淋巴结第五步
1. 右肺上叶
2. 右肺下叶
3. 右肺下叶动脉干残端
4. 右肺上叶动脉后支
5. 右肺下叶支气管
6. 右肺动脉叶间干

清扫叶间淋巴结（图 4-15），显露右肺上叶支气管下方和中间段支气管的前方。

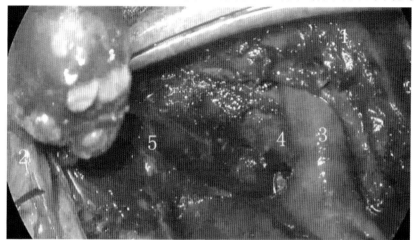

图 4-15　清扫叶间淋巴结第六步
1. 右肺上叶
2. 右肺下叶
3. 右肺上叶动脉后支
4. 右肺上叶支气管
5. 右肺中间段支气管

沿中间段支气管前方向下清扫叶间淋巴结（图 4-16）。

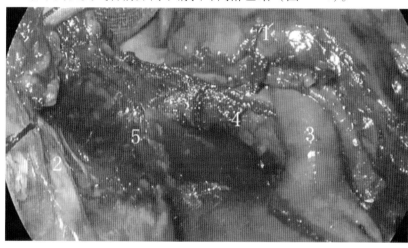

图 4-16　清扫叶间淋巴结第七步
1. 右肺上叶
2. 右肺下叶
3. 右肺上叶动脉后支
4. 右肺上叶支气管
5. 右肺中间段支气管

清扫下叶支气管后方淋巴和脂肪组织（图 4-17）。

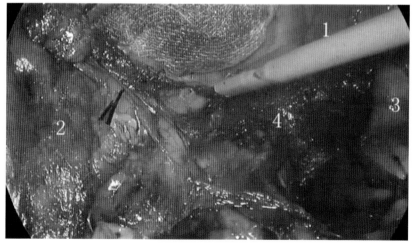

图 4-17　清扫叶间淋巴结第八步
1. 右肺上叶
2. 右肺下叶
3. 右肺上叶动脉后支
4. 右肺中间段支气管

　　清扫完毕（图 4-18）。结扎右肺下叶动脉干以后，将其向前方牵拉，由前向后、由上向下清扫叶间的淋巴和脂肪组织，上方到达右肺上叶支气管下方，后面越过中间段支气管。

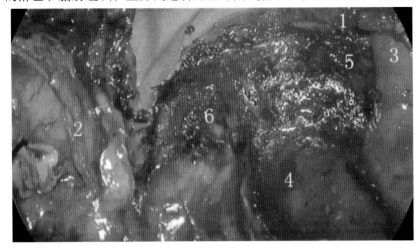

图 4-18　清扫完毕

1. 右肺上叶
2. 右肺下叶
3. 右肺上叶动脉后支
4. 右肺动脉叶间干
5. 右肺上叶支气管
6. 右肺中间段支气管

　　将右肺中叶牵向前方，显露右肺中叶和下叶支气管分叉处（图 4-19）。

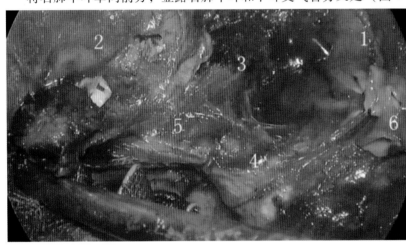

图 4-19　显露右肺中叶和下叶支气管分叉处

1. 右肺上叶动脉后支
2. 右肺下叶
3. 右肺中间段支气管
4. 右肺中叶支气管
5. 右肺下叶支气管
6. 右肺下叶动脉干残端

　　显示右肺下叶支气管靠近中叶支气管切断处（图 4-20）。

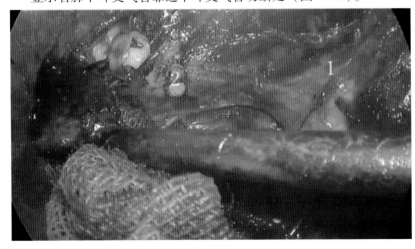

图 4-20　显示右肺下叶支气管切断处

1. 右肺中叶支气管
2. 右肺下叶支气管切断处

切断右肺下叶支气管（图4-21）。

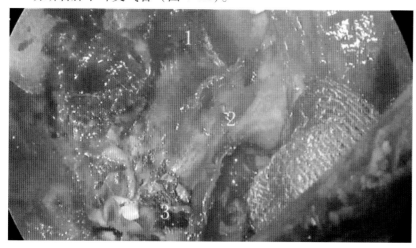

图4-21　切断右肺下叶支气管
1. 右肺中间段支气管
2. 右肺中叶支气管
3. 右肺下叶支气管

切开右下肺韧带（图4-22）。

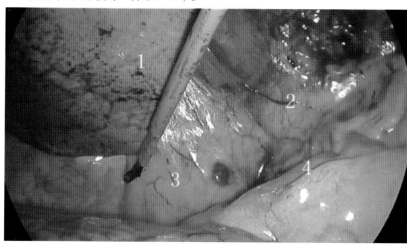

图4-22　切开右下肺韧带
1. 右肺下叶
2. 右肺下叶静脉
3. 右下肺韧带
4. 膈神经

清扫右下肺静脉旁淋巴结（图4-23）。

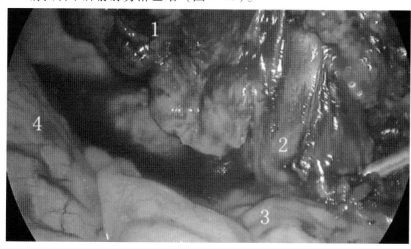

图4-23　清扫右下肺静脉旁淋巴结
1. 右肺下叶
2. 右下肺静脉
3. 右侧膈神经
4. 右侧膈肌

充分游离右肺下叶静脉（图4-24）。

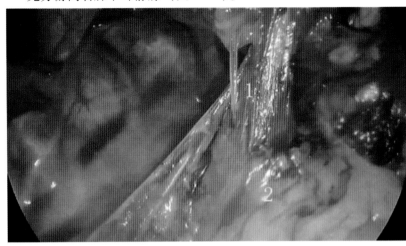

图4-24　游离右肺下叶静脉

1. 右下肺静脉
2. 右侧膈神经

使用Endo-GIA切断右肺下叶静脉（图4-25）。

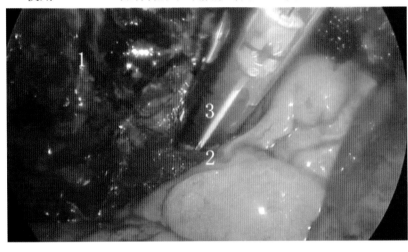

图4-25　切断右肺下叶静脉

1. 右肺下叶
2. 右侧膈神经
3. Endo-GIA（胸腔镜专用切缝器）

清扫右侧中间段支气管后方淋巴结（图4-26）。

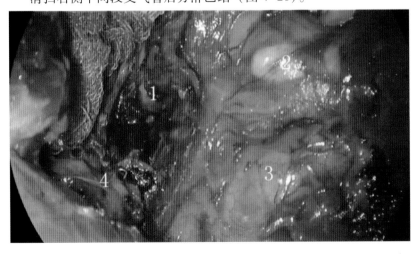

图4-26　清扫右侧中间段支气管后
　　　　方淋巴结

1. 右侧中间段支气管
2. 中叶支气管
3. 右肺中叶静脉
4. 膈神经

沿食管前方清扫后纵隔淋巴结（图 4-27）。

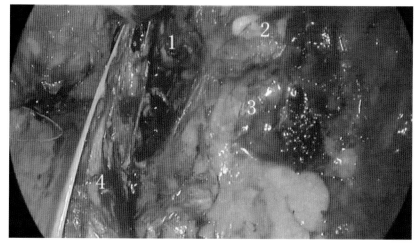

图 4-27 清扫后纵隔淋巴结
1. 右侧中间段支气管
2. 中叶支气管
3. 右肺中叶静脉
4. 食管

清扫隆突下淋巴结（图 4-28～图 4-29）。

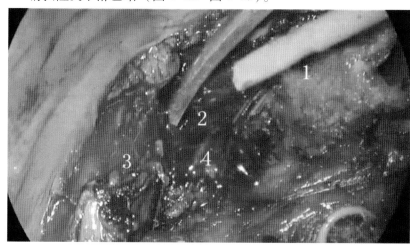

图 4-28 清扫隆突下淋巴结第一步
1. 右侧中间段支气管
2. 左主支气管
3. 食管
4. 隆突下淋巴结

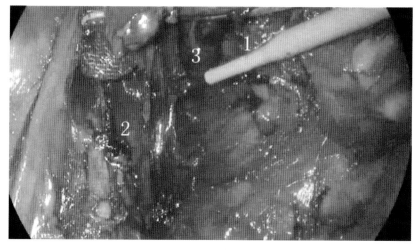

图 4-29 清扫隆突下淋巴结第二步
1. 右主支气管
2. 食管
3. 隆突下淋巴结

使用一号丝线缝合，牵拉支气管残端（图4-30）。

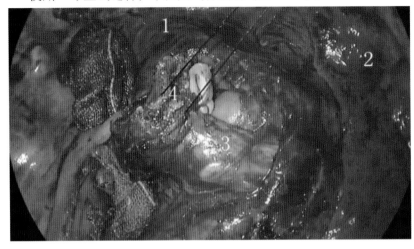

图4-30　缝合支气管残端
1. 右肺上叶
2. 右肺中叶
3. 中叶支气管
4. 支气管残端

使用可吸收缝线连续吻合支气管残端，缝合完毕（图4-31）。

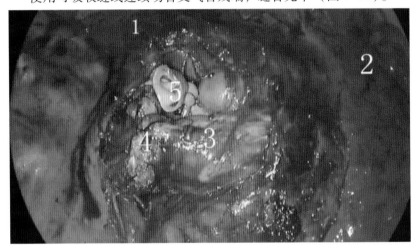

图4-31　连续吻合支气管残端
1. 右肺上叶
2. 右肺中叶
3. 中叶支气管
4. 支气管吻合残端
5. 右肺下叶动脉干残端

用右肺中叶断面和后纵隔胸膜包埋支气管吻合残端（图4-32）。

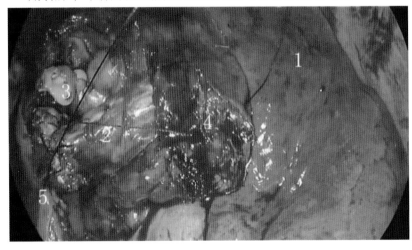

图4-32　包埋支气管吻合残端
1. 右肺中叶
2. 中叶支气管
3. 右肺下叶动脉干残端
4. 右肺中叶肺断面
5. 后纵隔胸膜

包埋完毕（图4-33）。

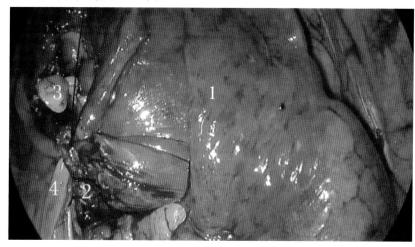

图4-33 包埋完毕

1. 右肺中叶

2. 下叶支气管残端

3. 右肺下叶动脉干残端

4. 后纵隔胸膜

于上腔静脉和奇静脉弓夹角处，沿上腔静脉后方切开纵隔胸膜（图4-34）。

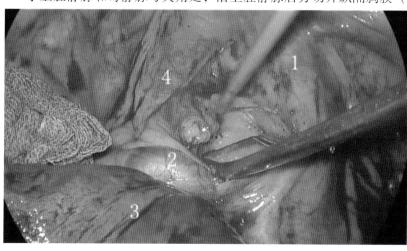

图4-34 切开纵隔胸膜

1. 上腔静脉

2. 奇静脉弓

3. 右肺上叶

4. 迷走神经

沿奇静脉弓上方和上腔静脉后方清扫淋巴和脂肪组织（图4-35）。

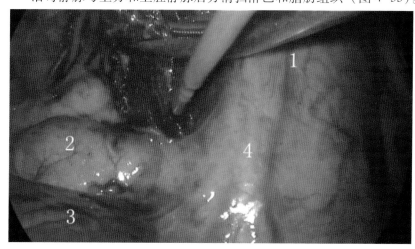

图4-35 清扫淋巴和脂肪组织第一步

1. 上腔静脉

2. 奇静脉弓

3. 右肺上叶

4. 右侧膈神经

沿上腔静脉向后方清扫淋巴和脂肪组织（图4-36）。

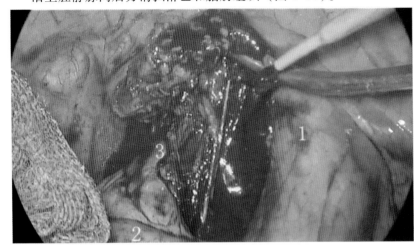

图4-36　清扫淋巴和脂肪组织第
　　　　　二步
1. 上腔静脉
2. 奇静脉弓
3. 右侧迷走神经

沿右侧迷走神经清扫淋巴和脂肪组织（图4-37）。

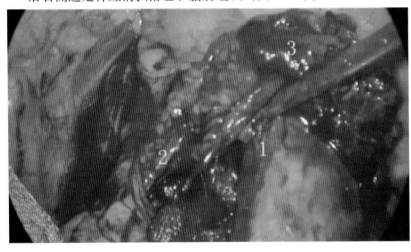

图4-37　清扫淋巴和脂肪组织第
　　　　　三步
1. 上腔静脉
2. 右侧迷走神经
3. 上纵隔淋巴和脂肪组织

于上腔静脉和右侧无名静脉夹角处向下清扫淋巴和脂肪组织（图4-38）。

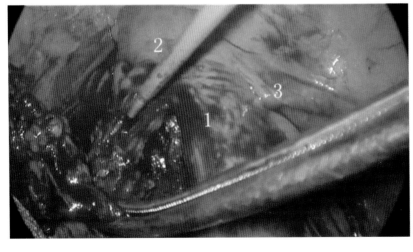

图4-38　清扫淋巴和脂肪组织第
　　　　　四步
1. 上腔静脉
2. 右侧无名静脉
3. 右侧胸骨旁静脉

淋巴和脂肪组织清扫完毕（图4-39）。

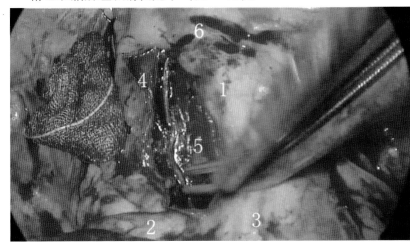

图4-39　清扫完毕

1. 上腔静脉

2. 奇静脉弓

3. 右侧膈神经

4. 气管

5. 主动脉弓

6. 右侧无名静脉

【小结】

右肺下叶手术相对比较简单，方法多种多样，最常见的方法是先切断静脉，再切断支气管和动脉。但无论使用哪种方法，都应注意术中应充分显露叶间动脉各个分支，以免损伤变异的中叶和上叶动脉分支。清扫叶间淋巴结是本例显示的重点，在结扎右肺下叶背段动脉以后，把下叶肺动脉残端牵向前方，显露动脉深面的叶间淋巴结，由右肺上叶动脉后升支后方开始向后下方清扫中间段支气管前方、中叶支气管后方所有的叶间淋巴和脂肪组织。

第五章 左肺上叶切除

左肺上叶切除术往往被认为是肺叶切除术中难度较高的手术，动脉分支多，变异大，而且前干往往粗、短，分离时极易造成损伤而致大出血。支气管成形肺叶切除术较好地解决了这一问题。

【手术步骤】

于膈神经后方打开上肺静脉与下肺静脉之间的纵隔胸膜（图 5-1）。

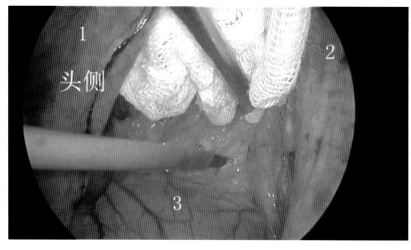

图 5-1 打开纵隔胸膜

1. 左肺上叶

2. 左肺下叶

3. 心包

向头侧分离左肺上、下叶支气管之间的淋巴和脂肪组织，显露支气管分叉（图 5-2）。侧卧位时，肺动脉位于支气管的上方，上叶支气管与下叶支气管分叉处往往有一较大的淋巴结，紧贴于舌段支气管起始部。

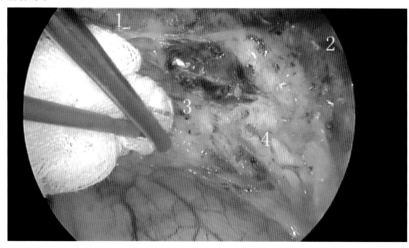

图 5-2 显露支气管分叉

1. 左肺上叶

2. 左肺下叶

3. 左肺上叶支气管

4. 左肺下叶支气管

向头侧分离左肺上叶支气管上方的淋巴结，显露肺动脉叶间干下方（图5-3）。

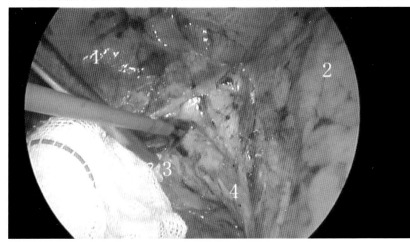

图5-3 显露肺动脉叶间干下方

1. 左肺上叶
2. 左肺下叶
3. 左肺上叶支气管
4. 左肺下叶支气管

向后方分离左肺动脉叶间干（图5-4）。

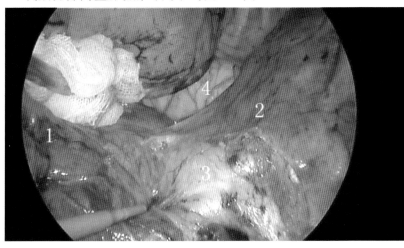

图5-4 分离左肺动脉叶间干

1. 左肺上叶
2. 左肺下叶
3. 左肺动脉叶间干
4. 胸主动脉

分离左肺动脉叶间动脉分支（图5-5）。

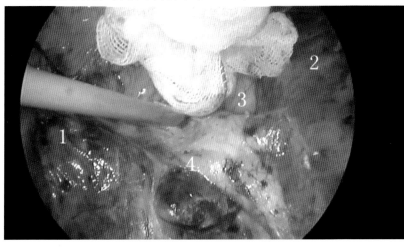

图5-5 分离左肺动脉叶间动脉
　　　分支

1. 左肺上叶
2. 左肺下叶
3. 左肺动脉叶间干
4. 胸主动脉

　　打开叶间肺动脉外膜，向头侧分离脂肪和淋巴组织，显露叶间动脉各分支（图5-6）。右肺动脉进入斜裂后，首先发出的是下叶背段动脉。下叶背段动脉后方没有动脉分支，斜裂发育不全的患者，可以此为标志向后切开肺裂。

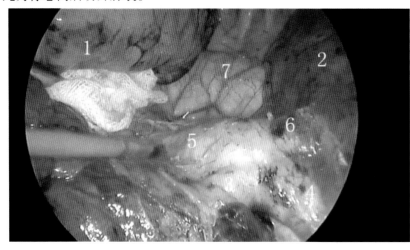

图5-6　显露叶间动脉各分支

1. 左肺上叶
2. 左肺下叶
3. 舌段动脉
4. 基底段动脉
5. 肺动脉干
6. 背段动脉
7. 胸主动脉

　　分离舌叶动脉（图5-7），准备结扎、离断。

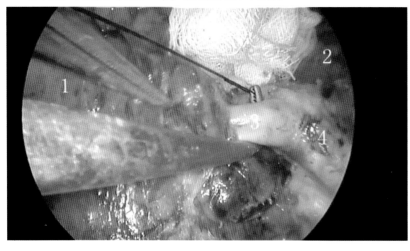

图5-7　分离舌叶动脉

1. 左肺上叶
2. 左肺下叶
3. 舌叶动脉
4. 基底段动脉

　　游离舌叶动脉各分支，予以结扎（图5-8）。

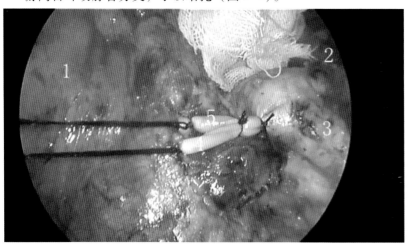

图5-8　结扎舌叶动脉各分支

1. 左肺上叶
2. 左肺下叶
3. 基底段动脉
4. 舌段动脉内侧段
5. 舌段动脉外侧段

切断舌叶动脉后可比较容易显露其下方的支气管（图5-9）。在左肺上叶支气管开口处上方切开（图5-10）。

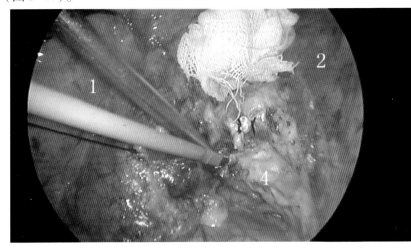

图5-9　在左肺下叶支气管上端
　　　　切开
1. 左肺上叶
2. 左肺下叶
3. 舌段动脉
4. 左肺下叶支气管

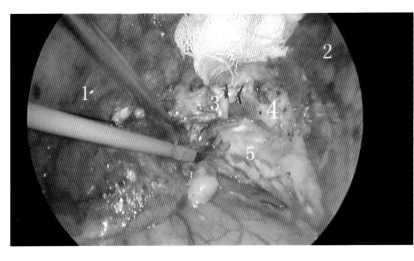

图5-10　切开左肺下叶支气管上方
1. 左肺上叶
2. 左肺下叶
3. 舌段动脉
4. 基底段动脉
5. 左肺下叶支气管

向头侧游离支气管分叉之间的淋巴和脂肪组织，从左肺下叶支气管上方切开（图5-11）。支气管动脉往往经过支气管的前后壁，切开时对于较小的支气管动脉可电灼止血。

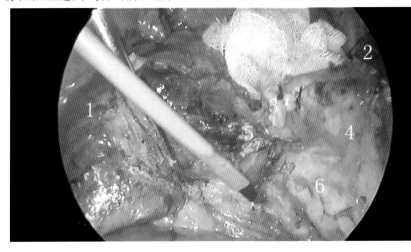

图5-11　切开左主支气管下端
1. 左肺上叶
2. 左肺下叶
3. 舌段动脉
4. 基底段动脉
5. 左肺上叶支气管
6. 左肺下叶支气管

清扫上叶支气管后方的脂肪和淋巴组织（图5-12）。

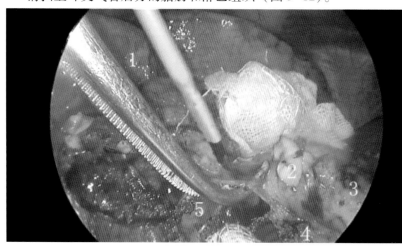

图5-12　清扫上叶支气管后方的脂肪和淋巴组织

1. 左肺上叶
2. 舌段动脉
3. 基底段动脉
4. 左肺下叶支气管
5. 左肺上叶支气管

缝合左肺上叶支气管残端（图5-13），牵拉缝线。切断支气管后，支气管周围组织变得紧张而富有弹性，比较容易分离。

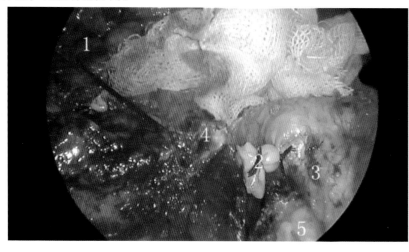

图5-13　缝合左上叶支气管残端

1. 左肺上叶
2. 舌段动脉
3. 基底段动脉
4. 左肺上叶支气管
5. 左肺下叶支气管

打开上肺静脉外膜，分离上肺静脉下方和后方（图5-14）。

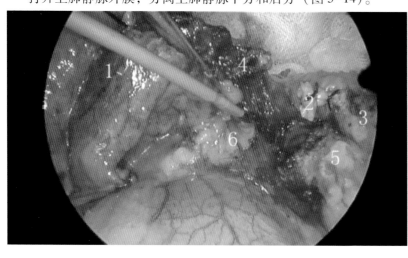

图5-14　分离上肺静脉下方和后方

1. 左肺上叶
2. 舌段动脉
3. 基底段动脉
4. 左肺上叶支气管
5. 左肺下叶支气管
6. 上肺静脉

显露左肺上叶尖后段动脉，打开上肺静脉血管鞘（图5-15）。

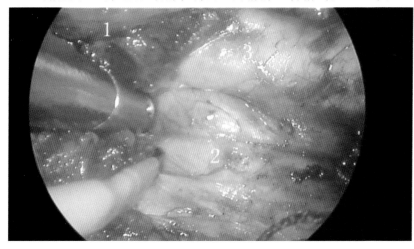

图 5-15　打开上肺静脉血管鞘

1. 左肺上叶
2. 左肺上叶静脉
3. 左肺上叶尖后段动脉

将左肺上叶拉向后方，沿膈神经后方切开纵隔胸膜，分离上肺静脉前方和上方（图5-16）。

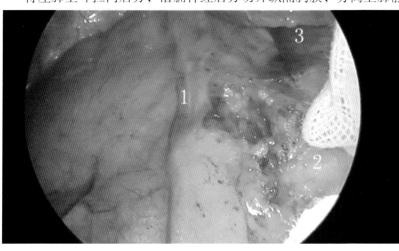

图 5-16　分离上肺静脉前方和上方

1. 膈神经
2. 上肺静脉
3. 左肺上叶

牵拉左肺上叶，显露上肺静脉各分支（图5-17）。舌段静脉位于上肺静脉的最下方。

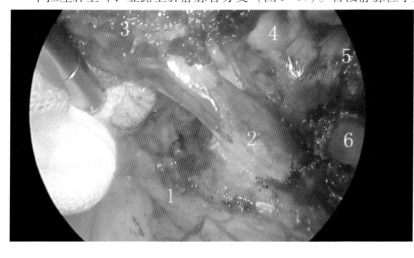

图 5-17　显露上肺静脉各分支

1. 膈神经
2. 上肺静脉
3. 左肺上叶
4. 左肺上叶动脉分支（尖后段和前段共干）
5. 左肺动脉干
6. 左肺上叶支气管切除后的残端（近端）

结扎、切断左肺上叶静脉（图5-18）。

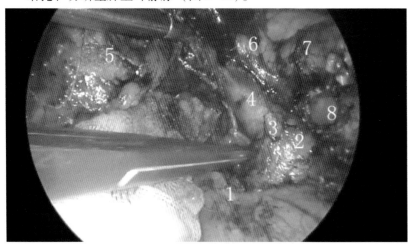

图5-18 结扎、切断左肺上叶静脉
1. 膈神经
2. 上肺静脉
3. 上肺静脉舌支
4. 上肺静脉固有支
5. 左肺上叶
6. 左肺上叶动脉分支（尖后段和前段共干）
7. 左肺动脉干
8. 左肺上叶支气管切除后的残端（近端）

游离左肺上叶动脉分支（图5-19），然后结扎、切断左肺上叶动脉（图5-20）。左肺上叶动脉变异较大，第一支往往是前干，位于上叶支气管上方，而后发出尖支、后支，位于支气管后方。

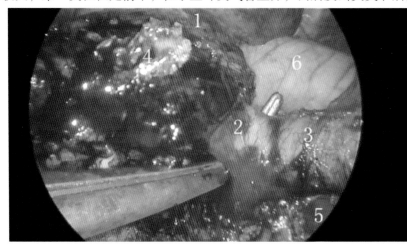

图5-19 游离左肺上叶动脉分支
1. 左肺上叶
2. 左肺上叶动脉分支（尖后段和前段共干）
3. 左肺动脉干
4. 左肺上叶支气管残端
5. 左肺上叶支气管切除后的残端
6. 胸主动脉

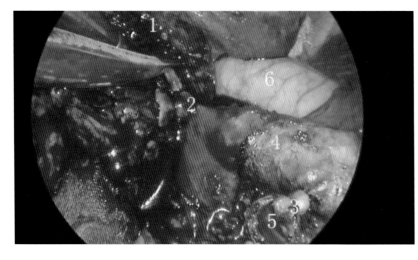

图5-20 结扎、切断左肺上叶动脉分支
1. 左肺上叶
2. 左肺上叶动脉分支（尖后段和前段共干）
3. 舌叶动脉
4. 左肺动脉干
5. 左肺上叶支气管切除后的残端
6. 胸主动脉

沿左肺动脉干向前上方清扫脂肪和淋巴组织（图5-21）。左肺上叶切除完毕（图5-22）。

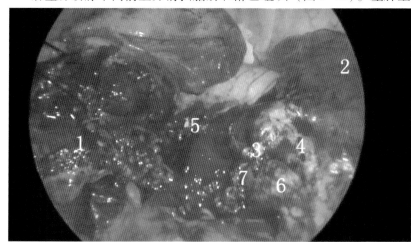

图5-21 清扫左肺动脉干前上方的脂肪和淋巴组织

1. 左肺上叶
2. 左肺下叶
3. 舌叶动脉
4. 左肺下叶动脉基底干
5. 左肺上叶动脉分支（尖后段和前段共干）
6. 左肺下叶支气管
7. 左肺上叶支气管切除后的残端

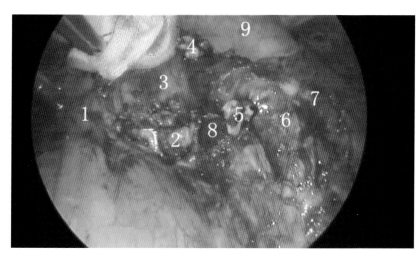

图5-22 显示左肺上叶切除后

1. 膈神经
2. 左肺上叶静脉
3. 左肺动脉干
4. 左肺上叶动脉分支（尖后段和前段共干）
5. 舌支
6. 左肺下叶基底段动脉
7. 左肺下叶后段动脉
8. 左肺上叶支气管切除后的残端
9. 胸主动脉

首先由上下肺叶之间打开纵隔胸膜，由于下叶支气管位于下肺动脉深面，打开纵隔胸膜后向深部分离可显露下叶支气管，在支气管上方游离出左肺上叶动脉舌支，结扎后可充分显露左肺上下叶支气管分叉处，紧贴右肺下叶支气管上方和左主支气管下端切除左肺上叶支气管，然后把左肺上叶向上外方提起，可显露左肺动脉叶间干和左肺上叶静脉下方，可以比较容易地处理各动脉分支和上肺静脉。

结扎、切断左侧支气管动脉（图5-23）。左侧支气管动脉通常有1~2支，较大一支往往在隆突水平由主动脉发出。

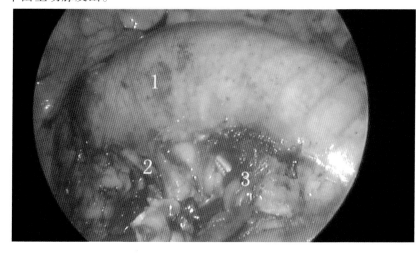

图5-23 结扎、切断左侧支气管动脉

1. 主动脉弓
2. 左侧迷走神经
3. 左侧支气管动脉

向前牵拉左肺上叶静脉，吻合右主支气管下端和左肺下叶支气管上方残端（图5-24）。

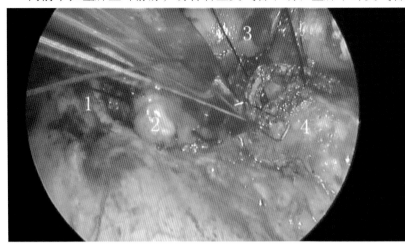

图5-24　吻合支气管残端

1. 膈神经
2. 左肺上叶静脉
3. 左肺动脉干
4. 左肺下叶支气管

用可吸收缝线吻合支气管残端（图5-25）。

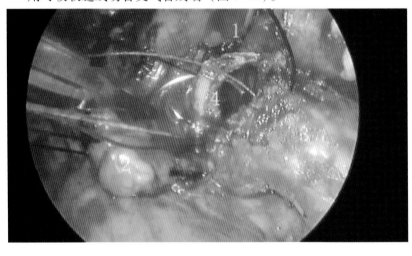

图5-25　连续吻合

1. 左肺动脉干
2. 左肺上叶静脉
3. 左肺下叶支气管
4. 支气管残端

清扫上肺静脉后方、左主支气管前方的肺门淋巴结（图5-26、图5-27）。

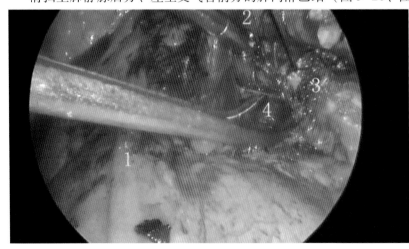

图5-26　清扫肺门淋巴结

1. 膈神经
2. 左肺动脉干
3. 支气管残端
4. 肺门淋巴结

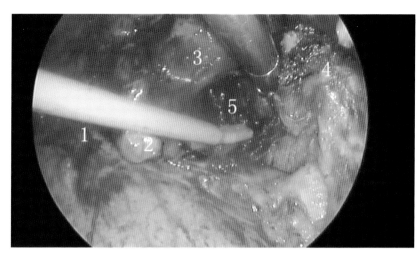

图 5-27　肺门淋巴结清扫完毕

1. 膈神经
2. 左肺上叶静脉
3. 左肺动脉干
4. 支气管残端
5. 肺门淋巴结清扫后

沿迷走神经后方及前方清扫第 4 组淋巴结（图 5-28、图 5-29）。

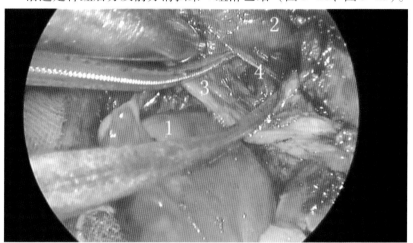

图 5-28　沿迷走神经后方清扫第 4
　　　　　组淋巴结

1. 肺动脉干
2. 主动脉弓
3. 迷走神经
4. 第 4 组淋巴结

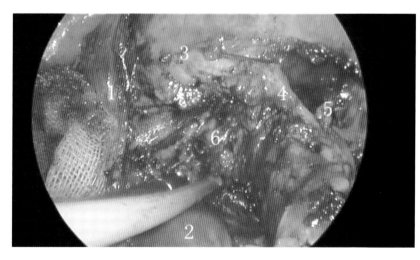

图 5-29　沿迷走神经前方清扫第 4
　　　　　组淋巴结

1. 膈神经
2. 肺动脉干
3. 主动脉弓
4. 迷走神经
5. 左侧支气管动脉
6. 第 4 组淋巴结

清扫第 4 组淋巴结（图 5-30），直至第 4 组淋巴结清扫完毕（图 5-31）。第 4 组淋巴结位于主动脉弓与左肺动脉干之间，应首先确定迷走神经与喉返神经，清扫时注意对喉返神经的保护。

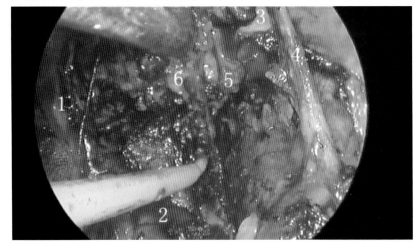

图 5-30　清扫第 4 组淋巴结
1. 膈神经
2. 肺动脉干
3. 主动脉弓
4. 迷走神经
5. 左侧喉返神经
6. 第 4 组淋巴结

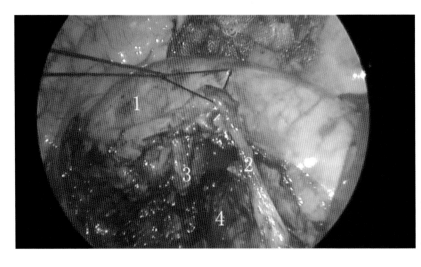

图 5-31　第 4 组淋巴结清扫完毕
1. 主动脉弓
2. 迷走神经
3. 喉返神经
4. 气管下段和左主支气管

清扫第 6 组淋巴结（图 5-32），清扫时注意保护膈神经，将膈神经牵向前方，清扫主动脉弓前方的淋巴和脂肪组织。

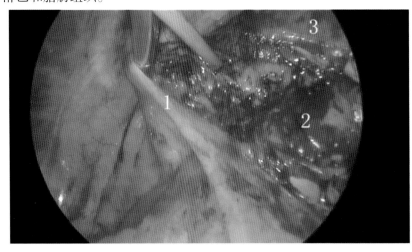

图 5-32　清扫第 6 组淋巴结
1. 膈神经
2. 左肺动脉根部
3. 主动脉弓

离断动脉韧带，清扫第5组淋巴结（图5-33），直至清扫完毕（图5-34）。动脉韧带前方为第5组淋巴结，后方为第4组淋巴结。

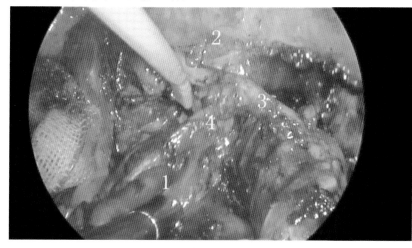

图5-33　清扫第5组淋巴结
1. 左肺动脉
2. 主动脉弓
3. 迷走神经
4. 动脉韧带

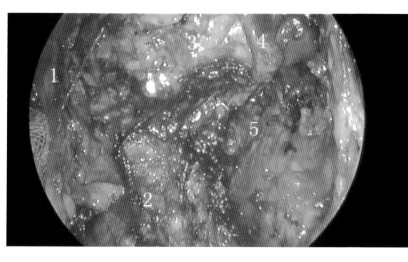

图5-34　第5组淋巴结清扫完毕
1. 膈神经
2. 升主动脉
3. 主动脉弓
4. 喉返神经
5. 左主支气管气管下段

将膈神经向后牵拉，继续清扫第6组淋巴结（图5-35），直至清扫完毕（图5-36）。第6组淋巴结一部分经过主动脉前方，向后上方清扫至主动脉弓。

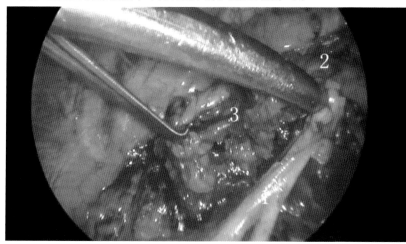

图5-35　继续清扫第6组淋巴结
1. 膈神经
2. 主动脉弓
3. 第6组淋巴结

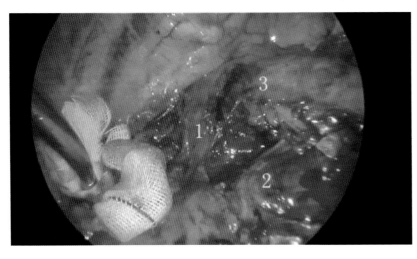

图 5-36　第 6 组淋巴结清扫完毕
1. 膈神经
2. 左肺动脉
3. 主动脉弓

向前牵拉左肺动脉干，准备清扫第 12、13 组淋巴结（图 5-37）。

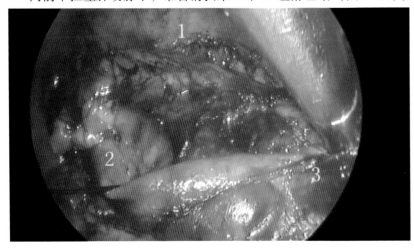

图 5-37　准备清扫第 12、13 组淋
　　　　巴结
1. 胸主动脉
2. 左肺动脉干
3. 左肺下叶动脉

沿肺动脉干向后下方清扫左肺下叶动脉后方的脂肪和淋巴组织（图 5-38），直至清扫完毕（图 5-39）。

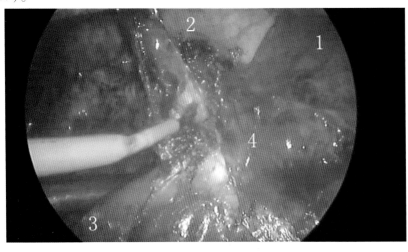

图 5-38　清扫左肺下叶动脉后方的
　　　　脂肪和淋巴组织
1. 左肺下叶
2. 胸主动脉
3. 左肺动脉干
4. 左肺下叶动脉

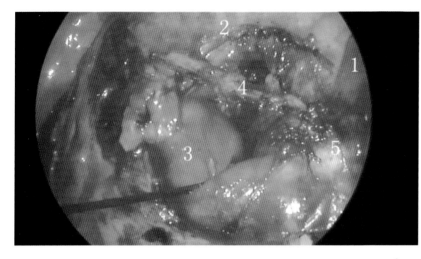

图 5-39　左肺下叶动脉后方清扫
　　　　完毕

1. 左肺下叶
2. 胸主动脉
3. 左肺动脉干
4. 左侧迷走神经
5. 左肺下叶动脉

将肺动脉干向后外牵拉，清扫左肺下叶支气管后方的第 12、13 组淋巴结（图 5-40）。

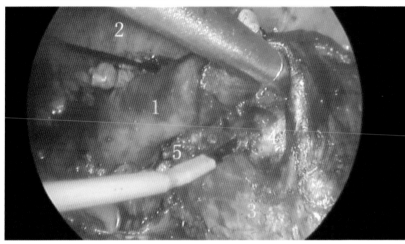

图 5-40　清扫第 12、13 组淋巴结

1. 肺动脉干
2. 主动脉弓
3. 左肺下叶基底段支气管
4. 左肺下叶背段支气管
5. 支气管残端

清扫第 7 组淋巴结（图 5-41），直至清扫完毕（图 5-42）。常常从左主支气管后方清扫隆突下淋巴结，从前方清扫可以较好地暴露左主支气管下方。

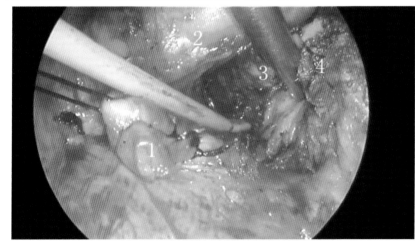

图 5-41　清扫第 7 组淋巴结

1. 左上肺静脉
2. 左肺动脉干
3. 左主支气管
4. 支气管残端

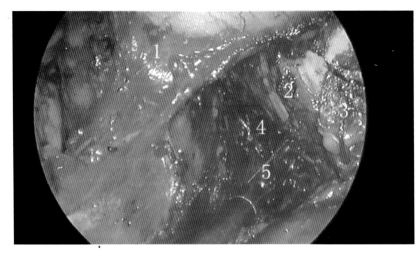

图 5-42　第 7 组淋巴结清扫完毕

1. 左肺动脉干
2. 左主支气管
3. 支气管残端
4. 隆突
5. 右侧中间段支气管

【小结】

　　腔镜下缝合左肺上叶支气管难度较大，由于左肺上叶支气管和肺动脉叶间干距离较近，缝合时容易损伤动脉，必须谨慎。左肺上叶切除后的淋巴结清扫比较富有挑战性，清扫前先行结扎左侧的支气管动脉可有效减少术野的出血。游离左侧的迷走神经，再沿着迷走神经寻找喉返神经是比较好的方法。确定喉返神经后，清扫周围淋巴结时，要避免电刀损伤神经。左侧的气管支气管旁淋巴结位置比较深，清扫有一定难度。清扫隆突下淋巴结时，笔者用前方入路，可能让习惯于后方入路清扫的医生感到不适应。

第六章 左肺下叶背段切除

　　肺段切除术，近来有学者称为亚肺叶切除术，也被列为肺叶切除术中的一种。由于胸腔镜下肺段之间的界限往往不易区分，血管和支气管需要在肺门上方进一步游离，增加了手术难度，因此开展得不够广泛。解剖性肺段切除术的目的是最大限度保留肺功能，因此，多数学者不建议使用直线切割缝合器切断分离肺组织。一是尽管采用了荧光显示及选择性肺段高频通气等手段，但是胸腔镜下区分肺段之间的界限仍然比较困难。二是直线切割缝合器的方向与肺段之间界限的方向很难一致，因此往往切除了较多的其他肺段的肺组织，这对于需要严格限制肺功能损失的患者会造成肺功能的进一步丧失。

【手术步骤】

打开叶间裂（图6-1），显露叶间动脉。

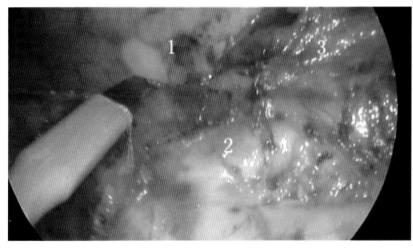

图6-1　打开叶间裂

1. 胸主动脉
2. 左肺下叶背段动脉
3. 左肺下叶

分离左肺下叶背段动脉分支（图6-2），显露叶间动脉各分支（图6-3）。

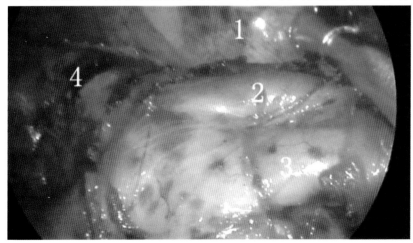

图6-2　分离左肺下叶背段动脉
　　　　分支

1. 胸主动脉
2. 左肺下叶背段动脉分支
3. 左肺下叶背段动脉另一分支
4. 左肺动脉叶间干

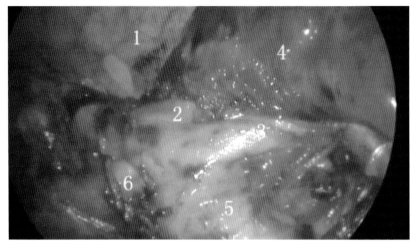

图 6-3　显露叶间动脉各分支
1. 胸主动脉
2. 左肺下叶背段动脉分支
3. 左肺下叶背段动脉另一分支
4. 左肺下叶
5. 左肺下叶基底段动脉
6. 舌段动脉分支

　　游离、结扎并切断左肺下叶背段动脉分支（图 6-4~图 6-8），下叶背段动脉分支是肺动脉进入叶间裂发出的第一支动脉，位于叶间动脉干的最后方。结扎前应确定下叶基底段动脉及其分支。显露左肺下叶支气管（图 6-9）。下叶支气管位于下叶动脉的下后方，位置较深，向前轻拉叶间动脉有助于显露支气管。

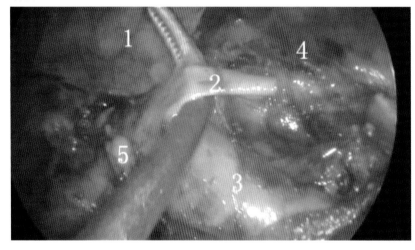

图 6-4　游离左肺下叶背段动脉
　　　　　分支
1. 胸主动脉
2. 左肺下叶背段动脉分支
3. 左肺下叶基底段动脉
4. 左肺下叶
5. 舌段动脉分支

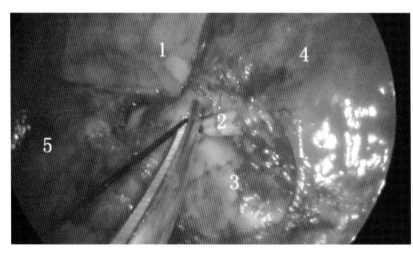

图 6-5　根部结扎左肺下叶背段动
　　　　　脉分支
1. 胸主动脉
2. 左肺下叶背段动脉分支
3. 左肺下叶基底段动脉
4. 左肺下叶
5. 左肺上叶

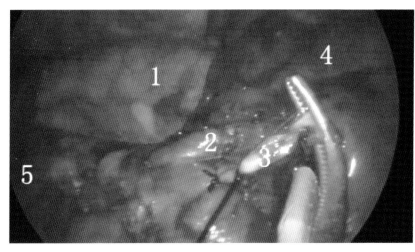

图6-6 双重结扎、切断左肺下叶背段动脉分支

1. 胸主动脉
2. 左肺下叶背段动脉分支
3. 左肺下叶背段动脉另一分支
4. 左肺下叶
5. 左肺上叶

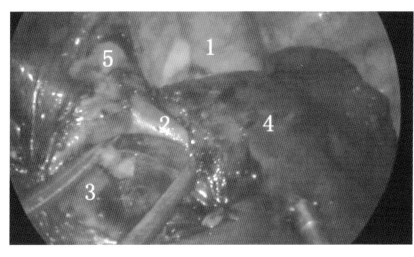

图6-7 继续游离左肺下叶背段动脉分支

1. 胸主动脉
2. 左肺下叶背段动脉分支
3. 左肺下叶背段动脉另一分支
4. 左肺下叶
5. 左肺动脉叶间干

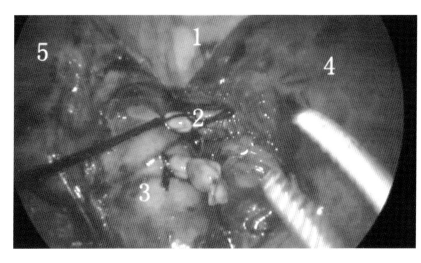

图6-8 显露左肺下叶背段动脉分支

1. 胸主动脉
2. 左肺下叶背段动脉分支
3. 左肺动脉叶间干
4. 左肺下叶
5. 左肺上叶

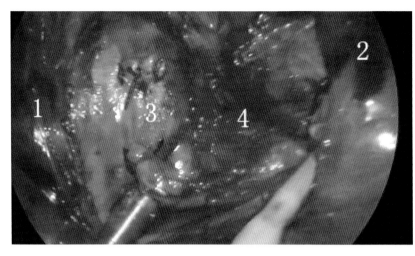

图 6-9　显露左肺下叶支气管
1. 左肺上叶
2. 左肺下叶
3. 左肺动脉叶间干
4. 左肺下叶支气管

清扫左肺下叶背段支气管上方及下方的淋巴结（图 6-10、图 6-11）。

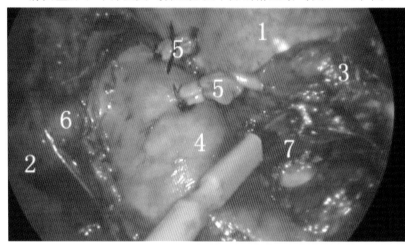

图 6-10　清扫左肺下叶背段支气管
　　　　 上方的淋巴结
1. 胸主动脉
2. 左肺上叶
3. 左肺下叶
4. 左肺动脉叶间干
5. 左肺下叶动脉背段分支
6. 舌段动脉分支
7. 左肺下叶背段支气管

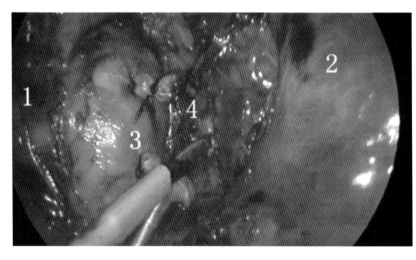

图 6-11　清扫左肺下叶背段支气管
　　　　 下方的淋巴结
1. 左肺上叶
2. 左肺下叶
3. 左肺动脉叶间干
4. 左肺下叶背段支气管

游离左肺动脉叶间干，在左肺下叶基底干动脉套线并牵拉，显露左肺下叶背段和基底段支气管分叉处。(图6-12~图6-15)

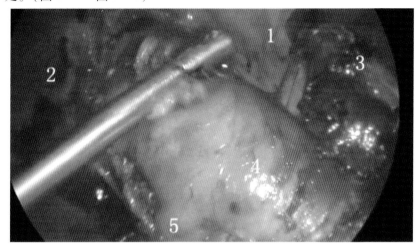

图6-12 游离左肺动脉叶间干

1. 胸主动脉
2. 左肺上叶
3. 左肺下叶
4. 左肺下叶基底段动脉
5. 舌段动脉分支

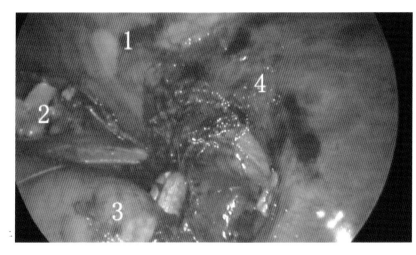

图6-13 左肺下叶基底干动脉套线

1. 胸主动脉
2. 左肺下叶背段动脉分支
3. 左肺下叶基底段动脉
4. 左肺下叶

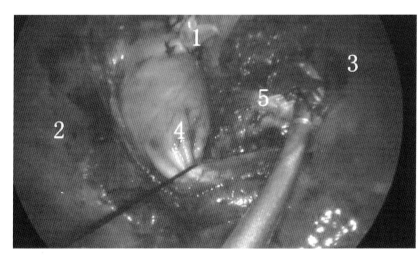

图6-14 牵拉左肺下叶基底段动脉

1. 左肺下叶背段动脉分支
2. 左肺上叶
3. 左肺下叶
4. 左肺下叶基底干动脉
5. 左肺下叶背段支气管

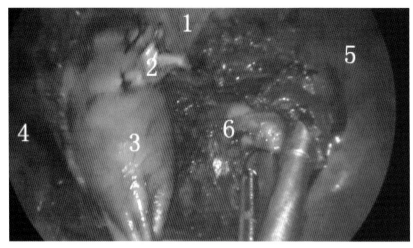

图 6-15　显露左肺下叶背段和基底
　　　　　段支气管分叉处
1. 胸主动脉
2. 左肺下叶背段动脉分支
3. 左肺动脉叶间干
4. 左肺上叶
5. 左肺下叶
6. 左肺下叶支气管

在左肺下叶背段支气管起始部上方切除背段支气管（图 6-16、图 6-17）。

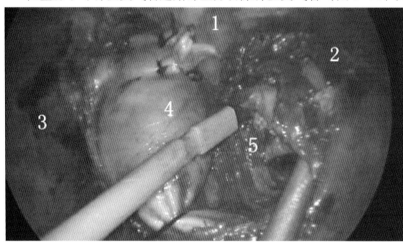

图 6-16　切除背段支气管第一步
1. 胸主动脉
2. 左肺下叶
3. 左肺上叶
4. 左肺动脉叶间干
5. 左肺下叶支气管

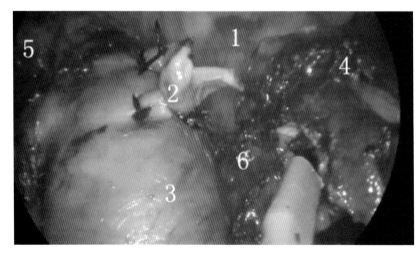

图 6-17　切除背段支气管第二步
1. 胸主动脉
2. 左肺下叶背段动脉分支
3. 左肺动脉叶间干
4. 左肺下叶
5. 左肺上叶
6. 左肺下叶支气管

游离左肺下叶背段支气管后方（图6-18、图6-19）。

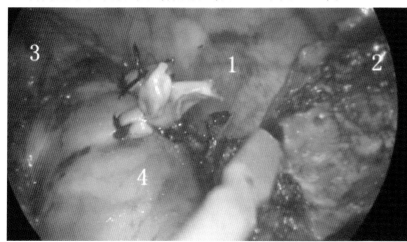

图6-18 游离左肺下叶背段支气管
　　　　后方
1. 胸主动脉
2. 左肺下叶
3. 左肺上叶
4. 左肺动脉叶间干

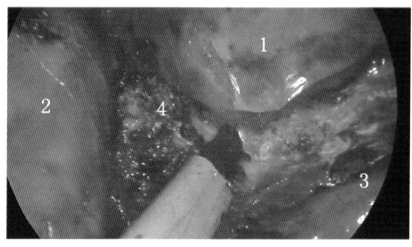

图6-19 继续游离
1. 胸主动脉
2. 左肺动脉叶间干
3. 左肺下叶
4. 左肺下叶背段支气管断端

连续缝合下叶支气管下端和基底段支气管断端（图6-20、图6-21）。

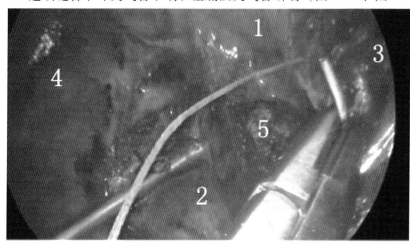

图6-20 连续缝合支气管断端
1. 胸主动脉
2. 左肺动脉叶间干
3. 左肺下叶
4. 左肺上叶
5. 左肺下叶背段支气管切除后的断
端

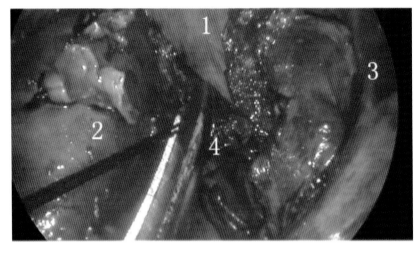

图 6-21　缝合完毕
1. 胸主动脉
2. 左肺动脉叶间干
3. 左肺下叶
4. 支气管残端

游离、结扎、切断左肺下叶背段静脉（图6-22～图6-24）。背段静脉位于下肺静脉的最上方，充分游离叶间裂，显露下肺静脉的上方，可比较容易发现背段静脉。

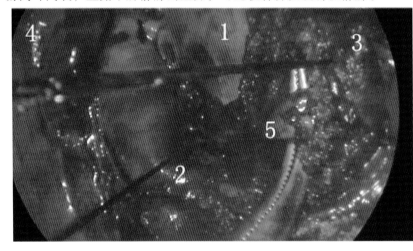

图 6-22　游离左肺下叶背段静脉
1. 胸主动脉
2. 左肺下叶基底段动脉
3. 左肺下叶
4. 左肺上叶
5. 左肺下叶背段静脉

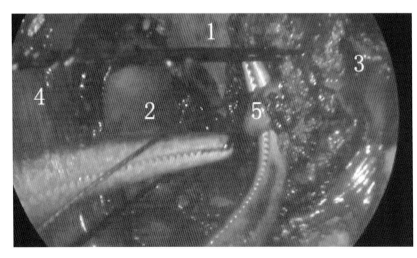

图 6-23　结扎左肺下叶背段静脉
1. 胸主动脉
2. 左肺动脉叶间干
3. 左肺下叶
4. 左肺上叶
5. 左肺下叶背段静脉

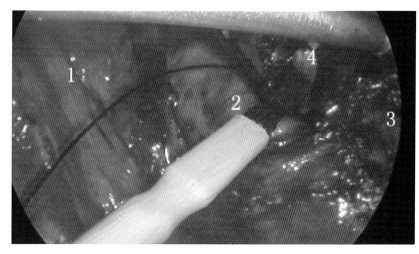

图 6-24　切断左肺下叶背段静脉

1. 左肺上叶
2. 左肺动脉叶间干
3. 左肺下叶
4. 左肺下叶背段静脉

左肺下叶充气，显露左肺下叶基底段和左肺下叶背段的分界（图 6-25）。由前向后沿左肺下叶基底段和左肺下叶背段分界切开肺组织（图 6-26）。

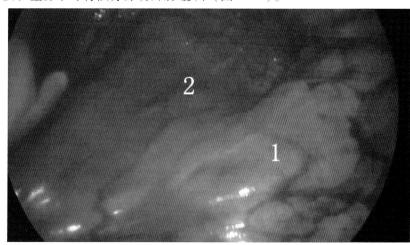

图 6-25　左肺下叶基底段和背段的分界

1. 左肺下叶基底段
2. 左肺下叶背段

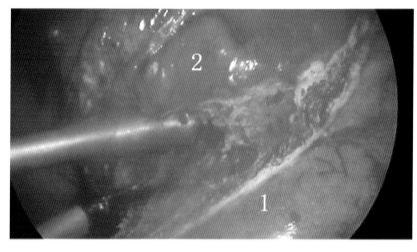

图 6-26　切开肺组织

1. 左肺下叶基底段
2. 左肺下叶背段

　　电刀切断细小的血管和毛细支气管（图6-27），必要时须缝合结扎较大的血管和细支气管。然后向后分离肺组织（图6-28），显露左肺下叶基底段动脉后外支（图6-29）。

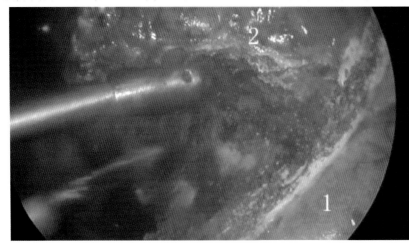

图 6-27　处理血管
1. 左肺下叶基底段
2. 左肺下叶背段

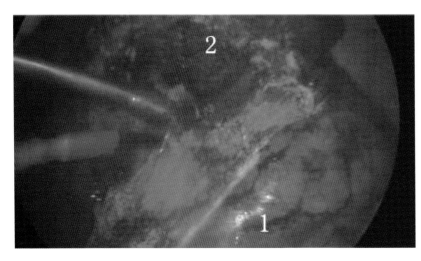

图 6-28　分离肺组织
1. 左肺下叶基底段
2. 左肺下叶背段

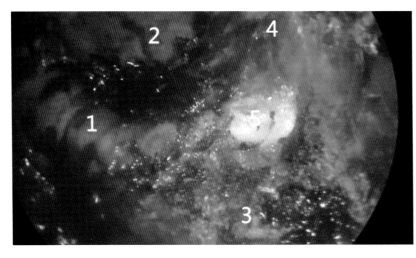

图 6-29　显露左肺下叶基底段动脉
　　　　　后外支
1. 左肺下叶基底段动脉
2. 胸主动脉
3. 左肺下叶基底段
4. 左肺下叶背段
5. 左肺下叶基底段动脉后外支

沿左肺下叶基底段动脉后外支继续分离（图6-30），折叠缝合左肺下叶基底段肺断面（图6-31~图6-33）。

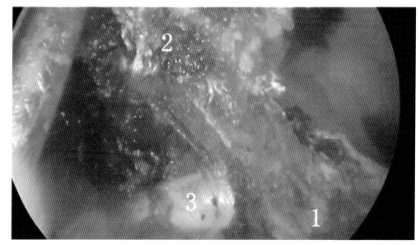

图6-30　继续分离

1. 左肺下叶基底段
2. 左肺下叶背段
3. 左肺下叶基底段动脉后外支

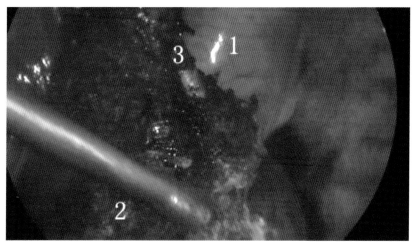

图6-31　左肺下叶背段切除后

1. 胸主动脉
2. 左肺下叶基底段肺断面
3. 左肺下叶后基底段动脉后外支

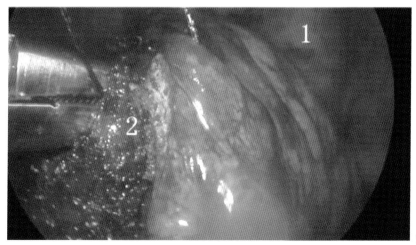

图6-32　缝合肺断面

1. 胸主动脉
2. 左肺下叶基底段

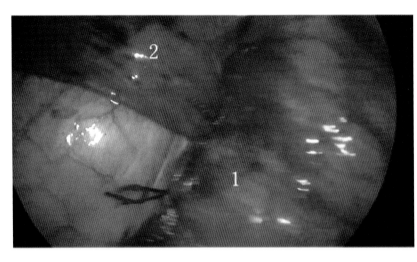

图 6-33　缝合完毕
1. 左肺下叶基底段
2. 左肺上叶

【小结】

在肺段切除术中，由于较早地切断了肺段支气管，当患侧肺叶重新通气结束后，靶位肺段的肺组织相对于正常通气的肺段肺组织更早萎陷，因此界线更加清晰。电刀分离肺段之间的界限更加符合解剖性肺段切除的要求。对于残面的处理，可以采用上述缝合方法，也可采取喷胶和止血纱布覆盖创面等方法，但后者术后漏气时间较长。

第七章　左全肺切除

由于支气管成形技术的日益成熟和广泛应用，全肺切除的病例占肺切除的比例越来越小，但是根治性的全肺切除尤其是左全肺切除，仍然可以使患者术后得到比较满意的生活质量。就我们开展的全肺切除病例来看，手术适应证主要针对病变侵及肺动脉根部近心包返折处或行袖切无法根治的肿瘤病例。

【手术步骤】

显示肿瘤侵及肺门前方的脂肪组织（图 7-1），心包外分离难以行根治性切除，决定行全肺切除。

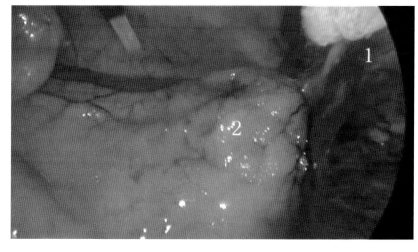

图 7-1　术前观察

1. 左肺上叶

2. 肺门前方的脂肪组织

距离肿瘤 2cm，在膈神经前方用丝线缝合心包并牵引（图 7-2），拟将膈神经与肿瘤一并切除。

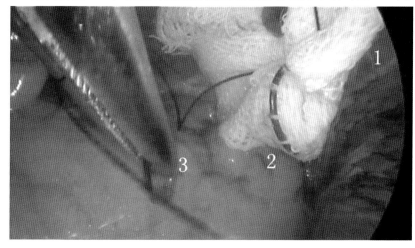

图 7-2　缝合心包并牵引

1. 左肺上叶

2. 肺门前方的脂肪组织

3. 缝合心包的丝线

牵拉心包缝线，在缝线后方切开心包（图7-3）。

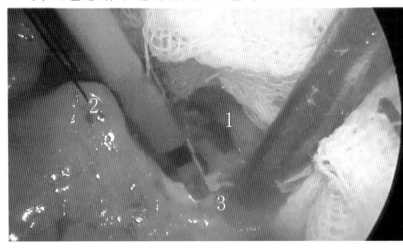

图7-3　切开心包
1. 左侧肺门前方的脂肪组织
2. 缝合心包的丝线
3. 正在切开的心包

切开心包的范围（图7-4），向上越过左肺动脉干上缘，向下越过下肺静脉下缘。切开心包时，应牵拉心包，使其与心包内结构有一定距离，避免损伤心包内组织。

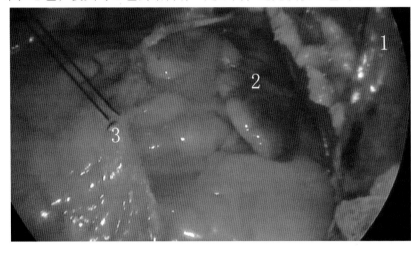

图7-4　继续切开心包的范围
1. 左肺上叶
2. 左心耳
3. 缝合心包的丝线

沿心包表面向后清扫肺门上方及前方的淋巴和脂肪组织（图7-5）。

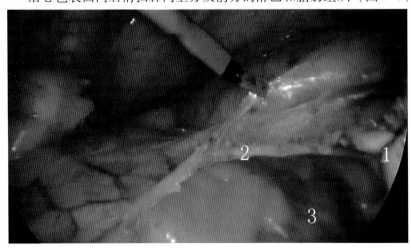

图7-5　清扫肺门上方及前方的淋巴和脂肪组织
1. 左肺门
2. 切开心包的上缘
3. 左心耳

继续沿心包表面向后清扫肺门上方及前方的淋巴和脂肪组织（图7-6），向上清扫淋巴和脂肪组织到达左侧无名静脉下缘（图7-7）。继续清扫（图7-8），显露左侧无名静脉。

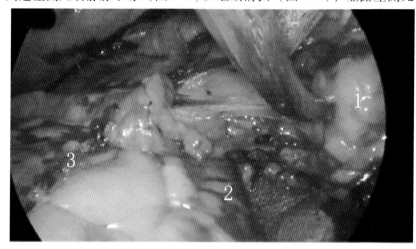

图7-6　继续清扫肺门上方及前方
　　　　的淋巴和脂肪组织

1. 肺门前方的脂肪组织
2. 左心耳
3. 心包

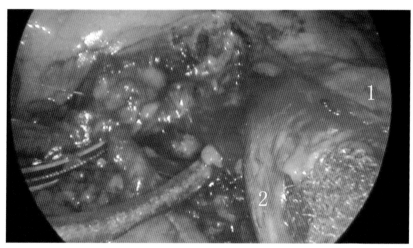

图7-7　向上清扫淋巴和脂肪组织

1. 主动脉弓
2. 左侧迷走神经

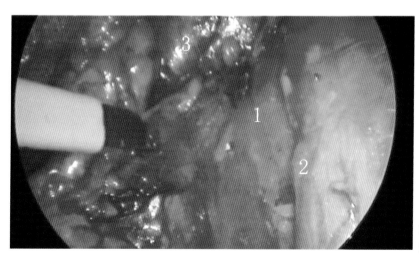

图7-8　继续清扫

1. 主动脉弓
2. 左侧迷走神经
3. 左侧无名静脉

　　沿降主动脉前方打开肺门后方的纵隔胸膜至下肺静脉上方，游离支气管动脉并结扎、切断（图7-9）。左侧支气管动脉有1~2支，应分别切断。

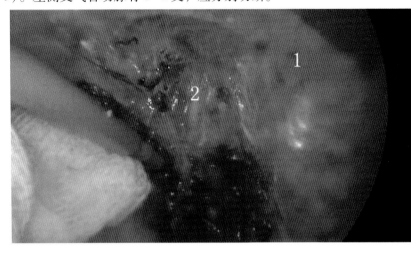

图 7-9　切断支气管动脉

1. 降主动脉
2. 支气管动脉

　　切开下肺韧带至下肺静脉下缘（图7-10），接着清扫下肺韧带淋巴结（图7-11）。

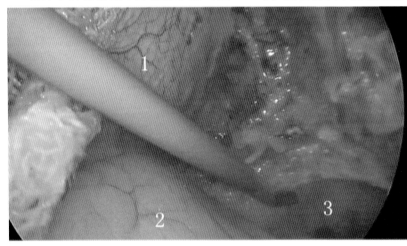

图 7-10　切开下肺韧带

1. 心包
2. 左侧膈肌
3. 主动脉

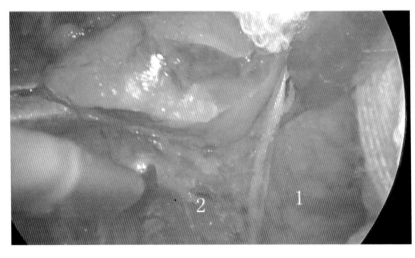

图 7-11　清扫下肺韧带淋巴结

1. 胸主动脉
2. 下肺韧带

打开左肺动脉干的血管外膜，左肺上叶静脉与肺动脉干之间有心包返折，切开心包返折（图 7-12）有助于游离肺动脉干和上肺静脉。

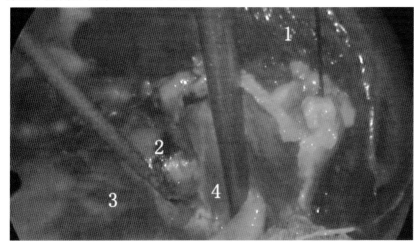

图 7-12　切开心包返折
1. 左肺上叶
2. 左肺动脉干
3. 左心耳
4. 左肺上叶静脉

游离左肺动脉干的后方（图 7-13），腔镜下可较好地显露肺动脉后方，这也是胸腔镜的优势之一。

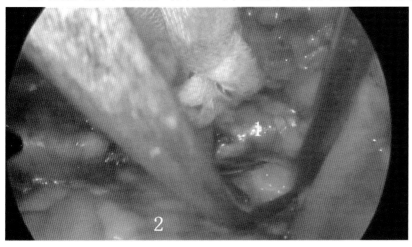

图 7-13　游离左肺动脉干的后方
1. 左肺动脉干
2. 左心耳

打开左肺动脉干与左肺上叶静脉心包返折（图 7-14）。

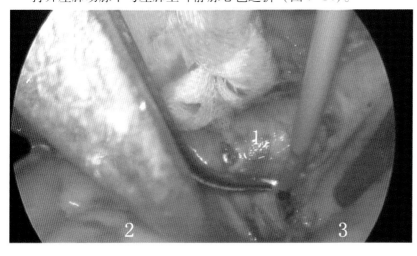

图 7-14　打开心包返折
1. 左肺动脉干
2. 左心耳
3. 左肺上叶静脉

游离左肺上叶静脉下缘（图7-15）。

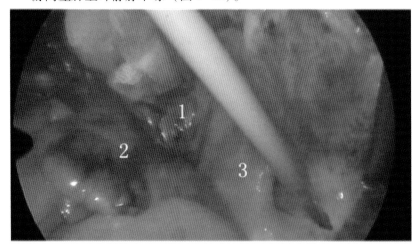

图 7-15　游离左肺上叶静脉
1. 左肺动脉干
2. 左心耳
3. 左肺上叶静脉

丝线套过左肺上叶静脉（图7-16）。

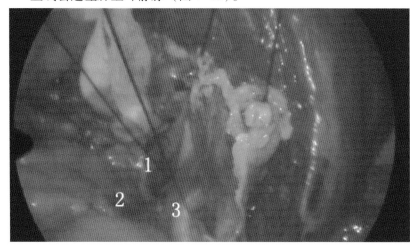

图 7-16　左肺上叶静脉套线
1. 左肺动脉干
2. 左心耳
3. 左肺上叶静脉

丝线结扎左肺上叶静脉（图7-17）。

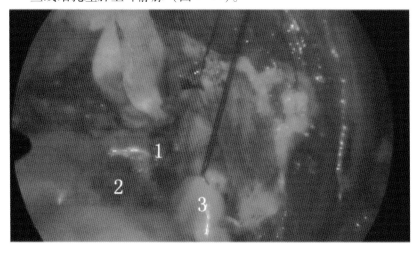

图 7-17　结扎左肺上叶静脉
1. 左肺动脉干
2. 左心耳
3. 左肺上叶静脉

游离左肺动脉干上方（图7-18），肺动脉干与主动脉干之间有动脉韧带和心包返折，切开后可充分显露左肺动脉干上方。

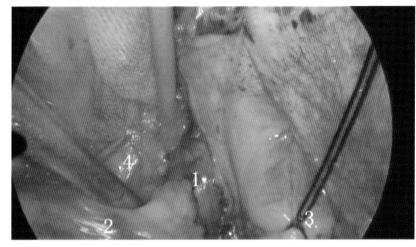

图7-18　游离左肺动脉干上方
1. 左肺动脉干
2. 左心耳
3. 左肺上叶静脉
4. 主动脉弓

　　用丝线套过左肺动脉干（图7-19）。

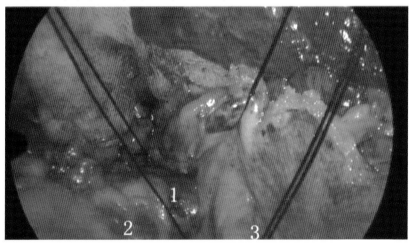

图7-19　丝线套过左肺动脉干
1. 左肺动脉干
2. 左心耳
3. 左肺上叶静脉

　　丝线结扎左肺动脉干近心端和远心端（图7-20），也可以用直线切割缝合器切断。左侧肺动脉干在胸腔内较右侧肺动脉干要长，心包内游离可获得较长的长度，结扎近心端时应尽量靠近根部。

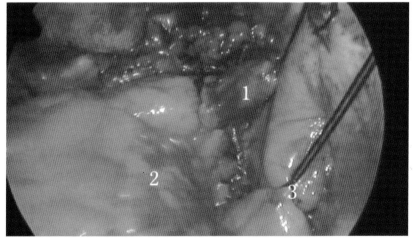

图7-20　结扎左肺动脉干
1. 左肺动脉干
2. 左心耳
3. 左肺上叶静脉

使用无创不吸收缝线缝合左肺动脉干近心端（图7-21），如图7-22所示，缝合完毕。

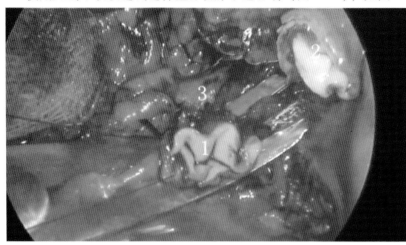

图7-21　缝合左肺动脉干近心端

1. 左肺动脉干近心端
2. 左肺动脉干远心端
3. 主动脉弓

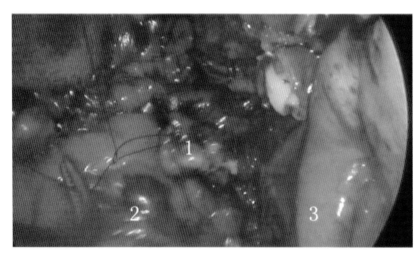

图7-22　缝合完毕

1. 左肺动脉干近心端
2. 左心耳
3. 左肺上叶静脉

沿主动脉弓下缘、左肺动脉干近心端后方向后清扫淋巴和脂肪组织（图7-23）。

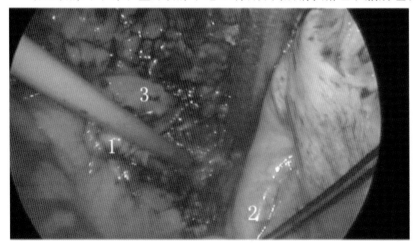

图7-23　清扫淋巴和脂肪组织第
　　　　 一步

1. 左肺动脉干近心端
2. 左心耳
3. 主动脉弓

沿主动脉弓下缘、左肺动脉干近心端后方向后清扫淋巴和脂肪组织，向后清扫和隆突下淋巴结连续（图7-24）。

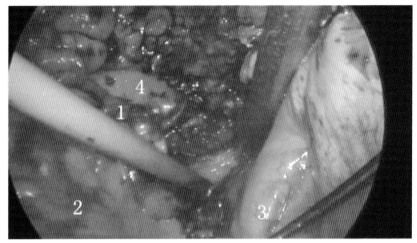

图7-24 清扫淋巴和脂肪组织第二步
1. 左肺动脉干近心端
2. 左心耳
3. 左肺上叶静脉
4. 主动脉弓

用无创血管钳钳夹左肺上叶静脉近心端，切断左肺上叶静脉（图7-25）。

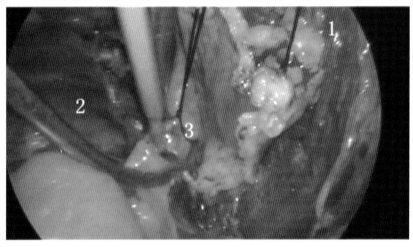

图7-25 切断左肺上叶静脉
1. 左肺上叶
2. 左心耳
3. 左肺上叶静脉

使用无创不吸收缝线连续缝合左肺上叶静脉近心端（图7-26）。

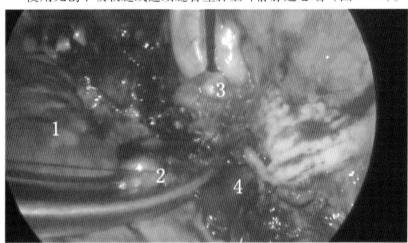

图7-26 缝合左肺上叶静脉近心端
1. 左心耳
2. 左肺上叶静脉近心端
3. 左肺上叶静脉远心端
4. 左肺下叶静脉

沿左心房后方、左肺下叶静脉后方向后清扫淋巴和脂肪组织（图 7-27）。

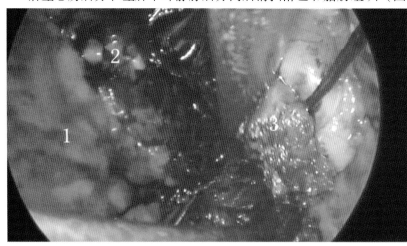

图 7-27　接着清扫淋巴和脂肪组织

1. 左心耳
2. 左肺上叶静脉近心端
3. 左肺上叶静脉远心端

开始游离左侧下肺静脉（图 7-28），至完全游离左侧下肺静脉（图 7-29）。

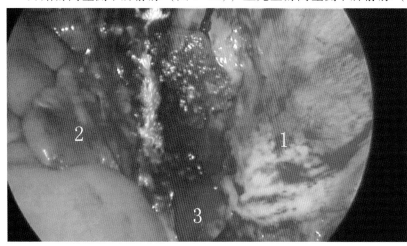

图 7-28　游离左侧下肺静脉

1. 左肺下叶
2. 左心耳
3. 左侧下肺静脉

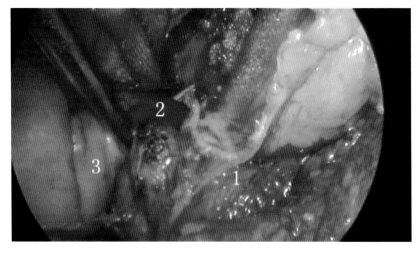

图 7-29　左肺下叶静脉游离完毕

1. 左肺下叶
2. 左侧下肺静脉
3. 左心房

切断并缝合左侧下肺静脉（图7-30），上、下肺静脉也可以用直线切割缝合器离断。

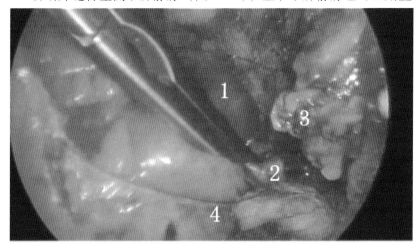

图7-30 切断并缝合左侧下肺静脉
1. 左心耳
2. 左侧下肺静脉近心端
3. 左侧下肺静脉远心端
4. 左心房

游离左侧喉返神经起始部，清扫其周围的淋巴和脂肪组织（图7-31~图7-34）。

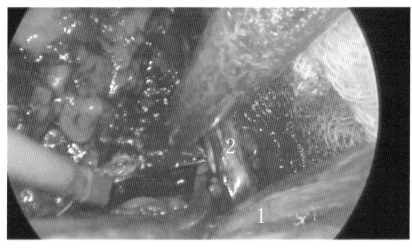

图7-31 清扫左侧喉返神经起始部
　　　　 淋巴和脂肪组织第一步
1. 左肺上叶
2. 左侧迷走神经

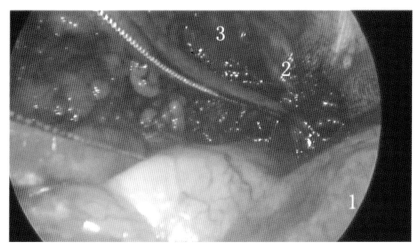

图7-32 清扫左侧喉返神经起始部
　　　　 淋巴和脂肪组织第二步
1. 左肺上叶
2. 左侧迷走神经
3. 主动脉弓

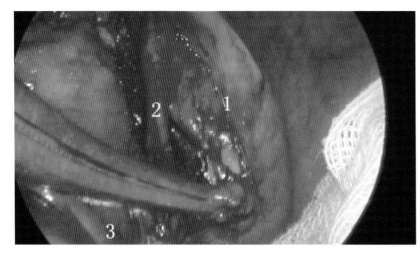

图 7-32　清扫左侧喉返神经起始部淋巴和脂肪组织第三步

1. 胸主动脉
2. 左侧迷走神经
3. 左肺上叶

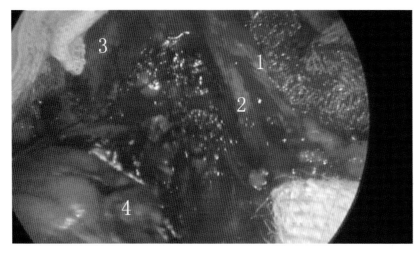

图 7-34　游离完毕

1. 左侧迷走神经
2. 左侧喉返神经起始部
3. 主动脉弓
4. 左肺动脉干近心端

在喉返神经起始部以远切断左侧迷走神经（图 7-35），清扫喉返神经旁淋巴结至主动脉弓近上缘处（图 7-36）。

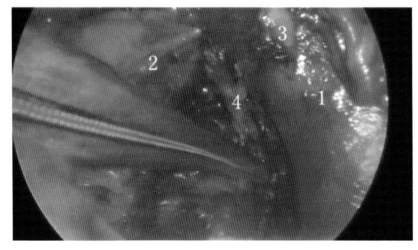

图 7-35　切断左侧迷走神经

1. 胸主动脉
2. 主动脉弓
3. 左侧迷走神经残端
4. 左侧喉返神经

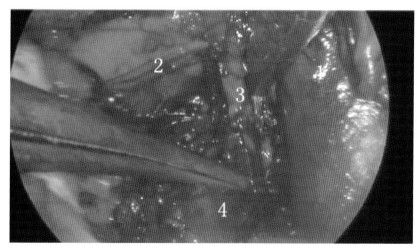

图 7-36　清扫喉返神经淋巴结
1. 胸主动脉
2. 主动脉弓
3. 左侧喉返神经
4. 左主支气管

清扫左主支气管前方、下方及后方的淋巴结（图 7-37、图 7-38）。

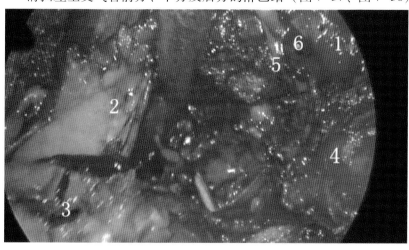

图 7-37　清扫左主支气管前方及下
　　　　方的淋巴结
1. 胸主动脉
2. 主动脉弓
3. 左肺动脉干近心端
4. 左主支气管
5. 左侧喉返神经
6. 左侧迷走神经残端

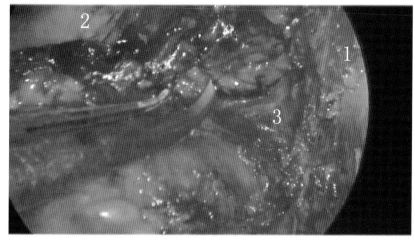

图 7-38　清扫左主支气管后方的淋
　　　　巴结
1. 胸主动脉
2. 主动脉弓
3. 左主支气管

于近左主支气管起始部切除左主支气管（图7-39），如图7-40可见切除的左主支气管后由气管下端和右主支气管上端形成的残端。

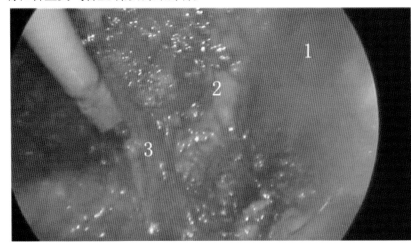

图7-39　切开左主支气管上端

1. 胸主动脉
2. 左侧迷走神经残端
3. 左主支气管

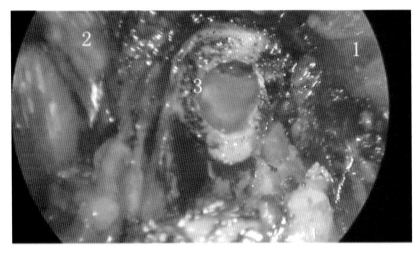

图7-40　显示气管下端和右主支气管上端组成的残端

1. 胸主动脉
2. 主动脉弓
3. 气管下端残端

沿右主支气管向下清扫隆突下淋巴结（图7-41、图7-42）。清扫完毕（图7-43），使用可吸收缝线连续吻合气管和右主支气管残端（图7-44、图7-45）。

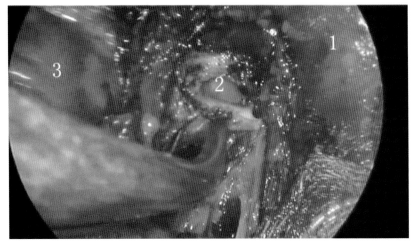

图7-41　清扫隆突下淋巴结第一步

1. 胸主动脉
2. 气管残端
3. 左心耳

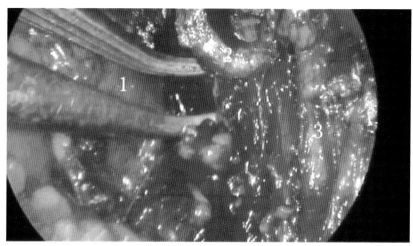

图7-42　清扫隆突下淋巴结第二步

1. 左肺动脉干
2. 右主支气管近端残端
3. 食管

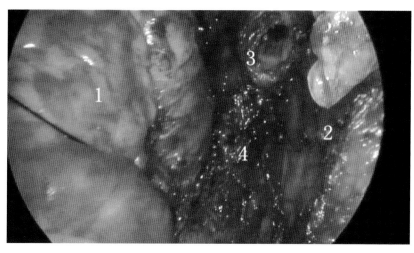

图7-43　隆突下淋巴结清扫完毕

1. 左心耳
2. 食管
3. 右主支气管近端残端
4. 右侧中间段支气管

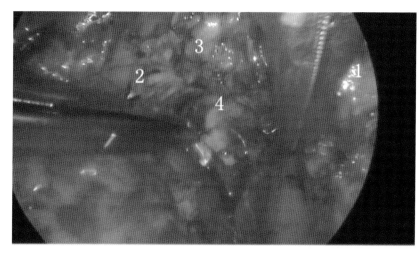

图7-44　吻合气管和右主支气管
　　　　　残端

1. 胸主动脉
2. 主动脉弓
3. 左侧喉返神经
4. 吻合口残端

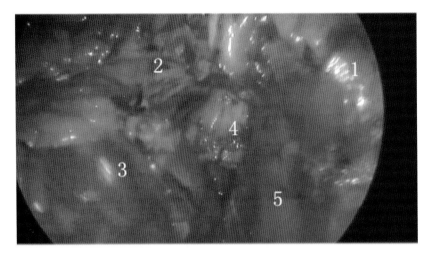

图 7-45　缝合完毕
1. 胸主动脉
2. 主动脉弓
3. 左心耳
4. 吻合口残端
5. 食管

游离左侧部分胸腺脂肪组织（图 7-46）。

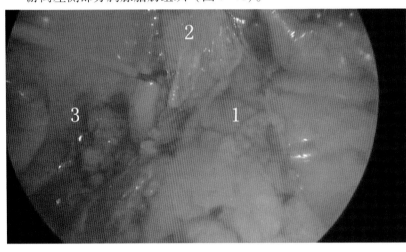

图 7-46　游离胸腺脂肪组织
1. 心包
2. 胸腺脂肪组织
3. 前胸壁

用左侧部分胸腺脂肪组织包埋吻合口残端（图 7-47）。

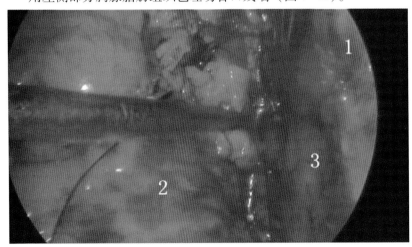

图 7-47　包埋吻合口残端
1. 胸主动脉
2. 左心耳
3. 食管

用丝线缝合心包和胸主动脉外膜成网状（图 7-48）。

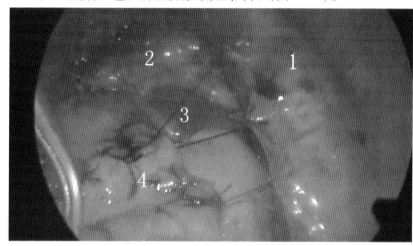

图 7-48　丝线缝合

1. 胸主动脉
2. 包埋的胸腺组织
3. 左心耳
4. 心包

由于切除了膈神经，行膈肌折叠术（图 7-49）可防止膈肌过度膨升。如图 7-50 所示，折叠完毕。

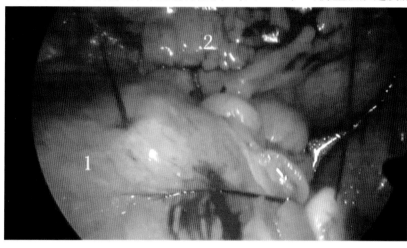

图 7-49　折叠膈肌

1. 左侧膈肌
2. 左侧心包脂肪垫

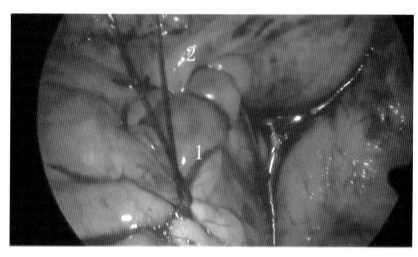

图 7-50　完成折叠

1. 左侧膈肌
2. 左侧膈神经

手术完毕，显示手术操作孔，长约 5 cm（图 7-51）。

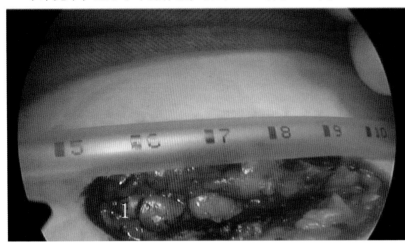

图 7-51　手术操作孔
1. 手术操作孔

【小结】

心包切除要与肿瘤有足够的距离，本例在膈神经前侧切开心包，并将膈神经一并切除，心包的缺损需要修补。与右侧心包缺损相比，左侧心包缺损更有左心疝出的可能，需要预防。有学者使用合成材料的补片修复心包缺损，也取得了较好的效果，但有增加感染的可能。本例采用丝线沿心包缺损缝织呈网状，术后患者无不适感觉，取得了满意的效果。术中由于充分清扫淋巴结使得支气管供血减少，所以应常规行支气管残端的包埋。本例采用胸腺组织包埋残端，也可用胸膜、心包脂肪垫等包埋。膈神经去除后建议行膈肌的折叠，以防止术后膈肌过度膨升，造成胃部不适或吞咽不适等症状。

第八章 右肺上叶袖状切除

全胸腔镜下肺的袖状切除是极富挑战的手术，原因有三：首先，全胸腔镜下支气管的充分游离难度较大；其次，判断切除的长度和部位需要丰富的手术经验；再次，全胸腔镜下支气管的吻合技术要求极高。上述原因造成目前开展全胸腔镜下肺袖状切除的单位很少。

由于右肺上叶支气管开口距离右主支气管开口较近，并且有中间段支气管的存在，为了避免右全肺切除，最常用右肺上叶袖状切除术，这已成为最常见的肺叶袖状切除术。

【手术步骤】

图 8-1 显示操作孔和胸腔镜孔。

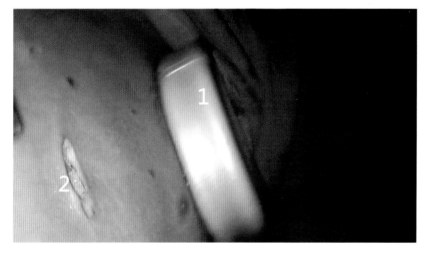

图 8-1　操作孔和胸腔镜孔
1. 操作孔
2. 胸腔镜孔

于膈神经后方、右肺门前方向上打开纵隔胸膜（图 8-2）。

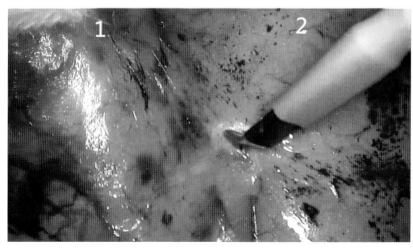

图 8-2　开始打开纵隔胸膜
1. 右肺上叶
2. 上腔静脉

在上腔静脉和奇静脉交汇处向上打开纵隔胸膜（图8-3），显露奇静脉汇入上腔静脉的交角。

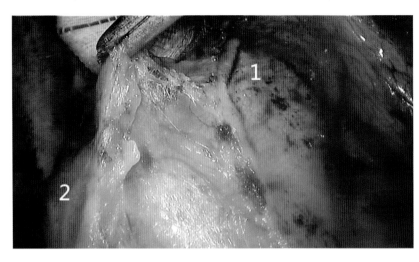

图8-3　打开纵隔胸膜第一步
1. 上腔静脉
2. 奇静脉

打开气管前方的纵隔胸膜（图8-4），显露右侧迷走神经。

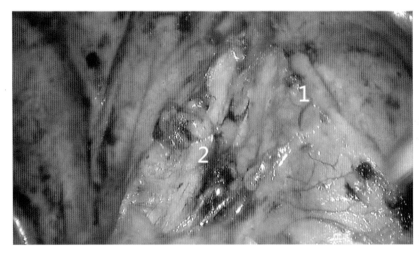

图8-4　打开纵隔胸膜第二步
1. 上腔静脉
2. 右侧迷走神经

打开覆盖奇静脉弓的纵隔胸膜（图8-5）。

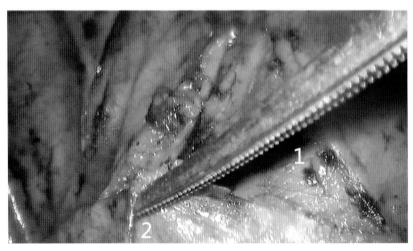

图8-5　打开纵隔胸膜第三步
1. 上腔静脉
2. 奇静脉弓

游离奇静脉弓全长（图8-6），准备结扎切断。奇静脉弓位于右肺上叶支气管和右主支气管交汇处后方，肺上叶袖状切除时须切断。

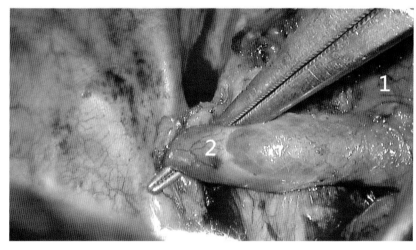

图8-6 游离奇静脉弓
1. 上腔静脉
2. 奇静脉弓

结扎奇静脉弓近心端，切断奇静脉（图8-7），丝线牵引。向前方牵引奇静脉弓，可以较好地显露上腔静脉根部及肺动脉干。

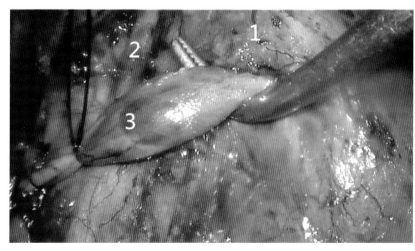

图8-7 切断奇静脉
1. 上腔静脉
2. 右侧迷走神经
3. 奇静脉弓

沿上腔静脉后方向上、向后分离上腔静脉后方的淋巴和脂肪组织（图8-8）。

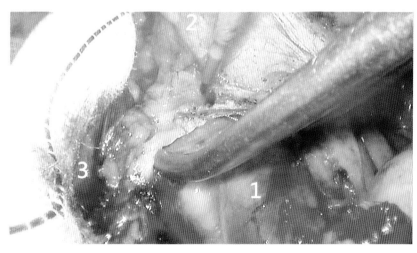

图8-8 分离上腔静脉后方的淋巴
          和脂肪组织
1. 上腔静脉
2. 右侧无名静脉
3. 右侧迷走神经

继续向上打开无名静脉下方和后方的纵隔胸膜，清扫淋巴和脂肪组织（图8-9）。

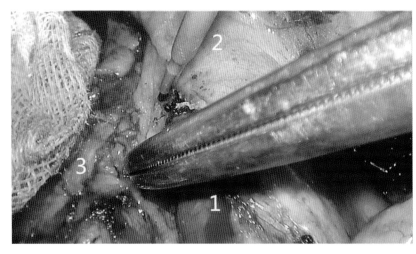

图 8-9　清扫淋巴和脂肪组织第一步
1. 上腔静脉
2. 右侧无名静脉
3. 右侧迷走神经

沿上腔静脉和无名静脉向后清扫淋巴和脂肪组织，显露右侧锁骨下动脉和主动脉弓。（图8-10）

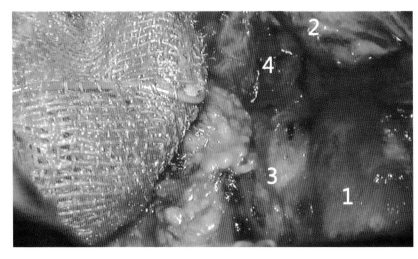

图 8-10　清扫淋巴和脂肪组织第二步
1. 上腔静脉
2. 右侧无名静脉
3. 右侧锁骨下动脉
4. 主动脉弓

沿右侧迷走神经后方向上向前清扫淋巴和脂肪组织，至锁骨下动脉水平。（图8-11）

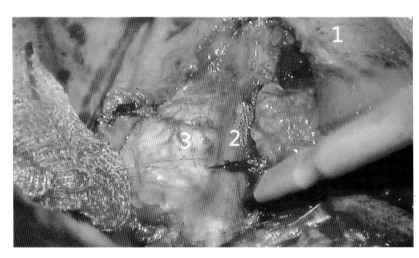

图 8-11　清扫淋巴和脂肪组织第三步
1. 右侧无名静脉
2. 右侧迷走神经
3. 气管

打开右侧喉返神经后方的纵隔胸膜，清扫喉返神经周围的淋巴和脂肪组织。（图 8-12）

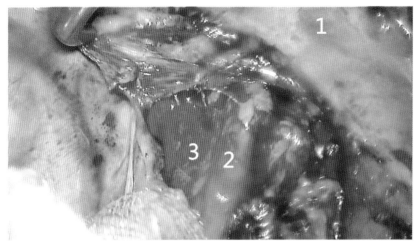

图 8-12　清扫淋巴和脂肪组织第四步

1. 右侧无名静脉

2. 右侧迷走神经

3. 气管

清扫右侧喉返神经下方的淋巴和脂肪组织（图 8-13）。

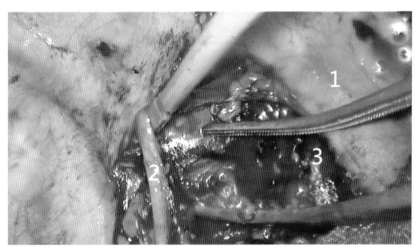

图 8-13　清扫淋巴和脂肪组织第五步

1. 右侧无名静脉

2. 右侧迷走神经

3. 右侧锁骨下动脉

清扫奇静脉弓区域的淋巴和脂肪组织（图 8-14）。

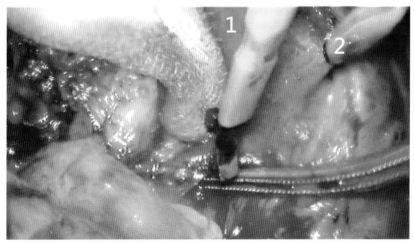

图 8-14　清扫淋巴和脂肪组织第六步

1. 上腔静脉

2. 奇静脉弓进心端断端

电刀打开右肺上下叶发育不全的叶间裂（图8-15）。

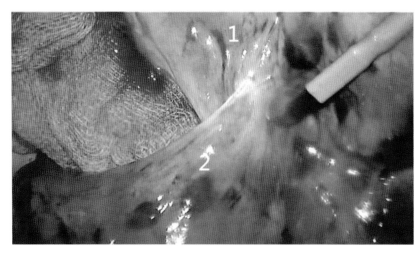

图8-15　打开叶间裂
1. 右肺上叶
2. 右肺下叶

于斜裂和水平裂交汇处向后分离，清扫叶间淋巴结（图8-16）。

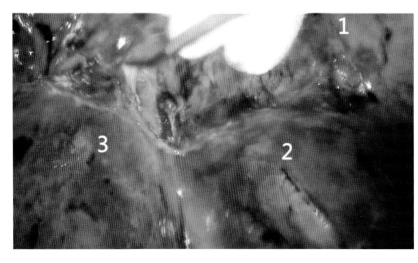

图8-16　清扫叶间淋巴结第一步
1. 右肺上叶
2. 右肺中叶
3. 右肺下叶

沿斜裂向后分离，清扫叶间淋巴结（图8-17）。

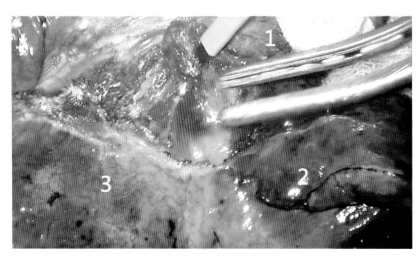

图8-17　清扫叶间淋巴结第二步
1. 右肺上叶
2. 右肺中叶
3. 右肺下叶

显露叶间动脉（图 8-18）。叶间淋巴结位于肺动脉分支及支气管周围，是确定叶间动脉的标志之一。

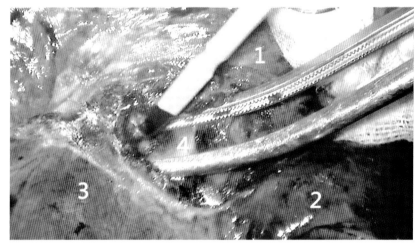

图 8-18 显露叶间动脉
1. 右肺上叶
2. 右肺中叶
3. 右肺下叶
4. 叶间动脉

沿右肺下叶动脉向后打开斜裂，显露叶间动脉分支。（图 8-19）

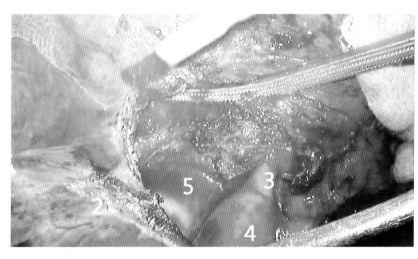

图 8-19 显露叶间动脉分支
1. 右肺上叶
2. 右肺下叶
3. 右肺上叶后段动脉
4. 右肺下叶动脉
5. 中间段支气管

分离右肺上叶后段动脉（图 8-20）。

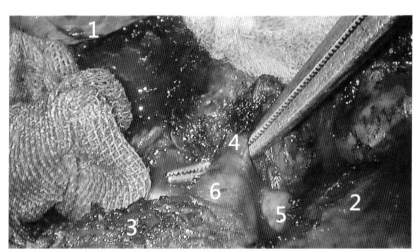

图 8-20 分离右肺上叶后段动脉
1. 右肺上叶
2. 右肺中叶
3. 右肺下叶
4. 右肺上叶后段动脉
5. 右肺中叶动脉
6. 右肺下叶动脉

双重结扎右肺上叶后段动脉近心端（图8-21）。

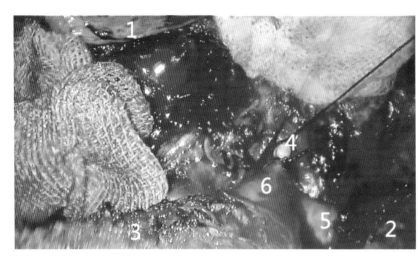

图8-21 结扎右肺上叶后段动脉近端
1. 右肺上叶
2. 右肺中叶
3. 右肺下叶
4. 右肺上叶后段动脉
5. 右肺中叶动脉
6. 右肺下叶动脉

用电刀切断右肺上叶后段动脉远心端（图8-22）。

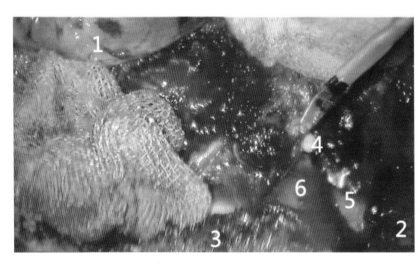

图8-22 切断右肺上叶后段动脉远
心端
1. 右肺上叶
2. 右肺中叶
3. 右肺下叶
4. 右肺上叶后段动脉
5. 右肺中叶动脉
6. 右肺下叶动脉

显露右肺上叶静脉（图8-23）。肺动脉叶间干位于上叶静脉后方，切断后段动脉可清楚显露上叶静脉下方。

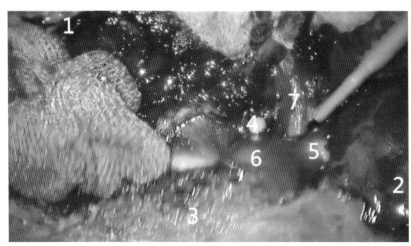

图8-23 显露右肺上叶静脉
1. 右肺上叶
2. 右肺中叶
3. 右肺下叶
4. 右肺上叶后段动脉断端
5. 右肺中叶动脉
6. 右肺下叶动脉
7. 右肺上叶静脉

打开右肺上叶和右肺中叶之间的水平裂（图8-24）。

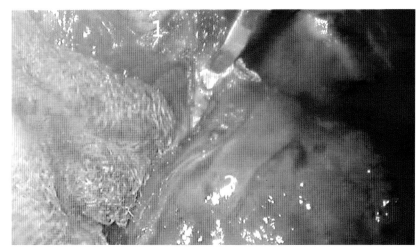

图 8-24　打开水平裂
1. 右肺上叶
2. 右肺中叶

向后打开水平裂至肺门，确定中叶静脉，沿中叶静脉上方、上叶静脉下方向后分离。（图8-25）

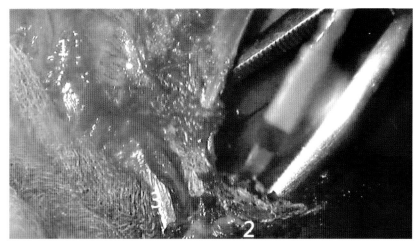

图 8-25　打开水平裂至肺门
1. 右肺上叶
2. 右肺中叶
3. 右肺上叶静脉

向上牵拉右肺上叶，完全打开水平裂，显露上叶静脉。（图8-26）

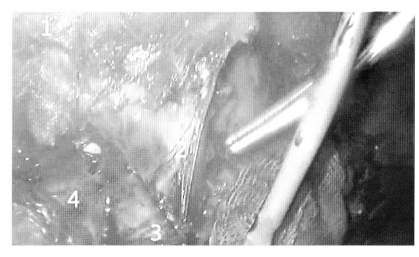

图 8-26　显露上叶静脉
1. 右肺上叶
2. 右肺上叶静脉
3. 右肺中叶动脉
4. 右肺下叶动脉

分离上叶静脉下方（8-27），充分游离右肺上叶静脉（图8-28），结扎右肺上叶静脉远心端（图8-29）。

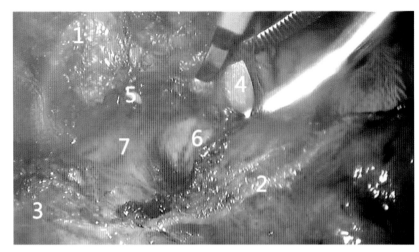

图8-27　分离上叶静脉下方
1. 右肺上叶
2. 右肺中叶
3. 右肺下叶
4. 右肺上叶静脉
5. 右肺上叶后段动脉断端
6. 右肺中叶动脉
7. 右肺下叶动脉

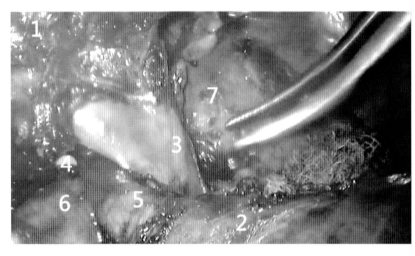

图8-28　游离右肺上叶静脉
1. 右肺上叶
2. 右肺中叶
3. 右肺上叶静脉
4. 右肺上叶后段动脉断端
5. 右肺中叶动脉
6. 右肺下叶动脉
7. 上腔静脉

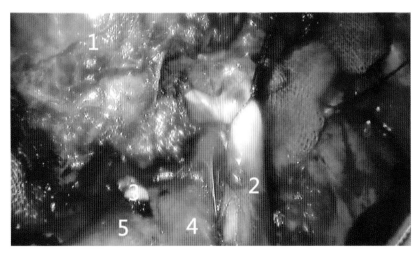

图8-29　结扎右肺上叶静脉
1. 右肺上叶
2. 右肺上叶静脉
3. 右肺上叶后段动脉断端
4. 右肺中叶动脉
5. 右肺下叶动脉

钳夹右肺上叶静脉近心端，切断右肺上叶静脉（图8-30）。

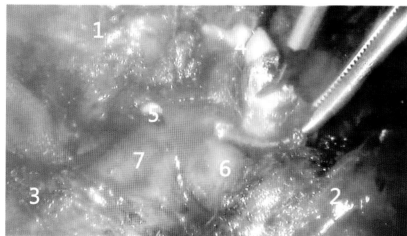

图 8-30　切断右肺上叶静脉
1. 右肺上叶
2. 右肺中叶
3. 右肺下叶
4. 右肺上叶静脉
5. 右肺上叶后段动脉断端
6. 右肺中叶动脉
7. 右肺下叶动脉

使用 Proline 线缝合右肺上叶静脉近心端（图8-31）。

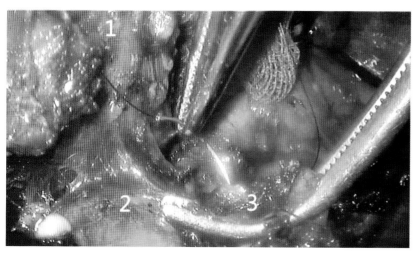

图 8-31　缝合右肺上叶静脉
1. 右肺上叶
2. 右肺动脉叶间干
3. 右肺上叶静脉近心端

切断上叶静脉后，可充分显露肺动脉叶间干，沿肺动脉叶间干向上分离。（图8-32）

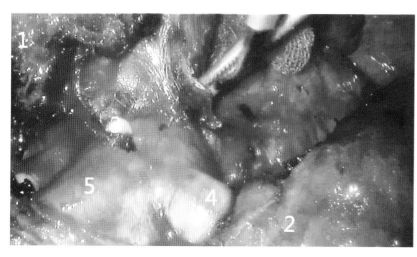

图 8-32　沿肺动脉叶间干向上分离
1. 右肺上叶
2. 右肺中叶
3. 右肺上叶后段动脉断端
4. 右肺中叶动脉
5. 右肺下叶动脉

继续分离，显露右肺上叶动脉前干。（图 8-33）

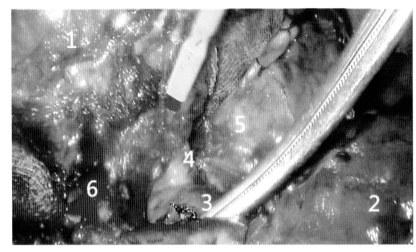

图 8-33　显露右肺上叶动脉前干
1. 右肺上叶
2. 右肺中叶
3. 右肺动脉叶间干
4. 右肺上叶动脉前干
5. 上腔静脉
6. 中间段支气管

沿右肺动脉叶间干后方分离，显露中间段支气管（图 8-34），于中叶支气管开口上方切开中间段支气管（图 8-35）。

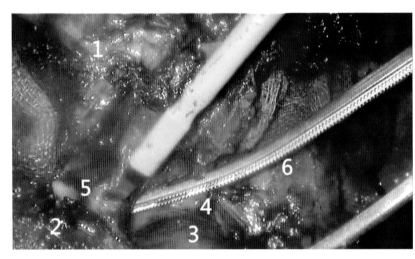

图 8-34　显露中间段支气管
1. 右肺上叶
2. 右肺下叶
3. 右肺动脉叶间干
4. 右肺上叶动脉前干
5. 中间段支气管
6. 上腔静脉

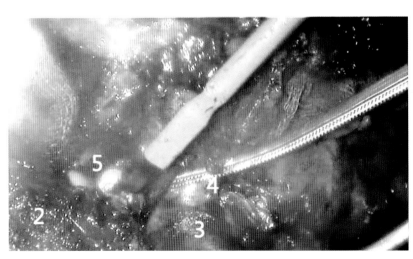

图 8-35　切开中间段支气管
1. 右肺上叶
2. 右肺下叶
3. 右肺动脉叶间干
4. 右肺上叶动脉前干
5. 中间段支气管

切断中间段支气管，清扫其下方的淋巴和脂肪组织（图8-36）。

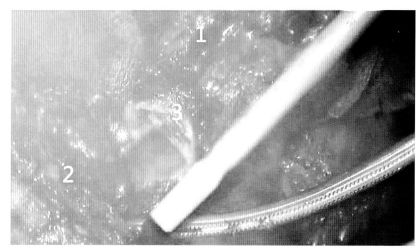

图8-36 清扫中间段支气管下方的
淋巴和脂肪组织
1. 右肺上叶
2. 右肺下叶
3. 中间段支气管近心端

游离右肺动脉前干，结扎右肺动脉前干远心端。（图8-37）

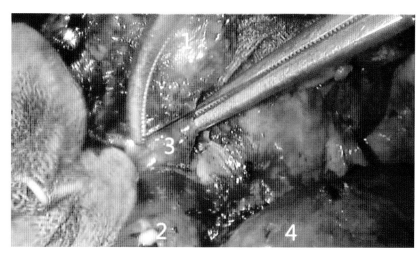

图8-37 结扎右肺动脉前干远心端
1. 右肺上叶
2. 右肺动脉叶间干
3. 右肺动脉前干
4. 右肺中叶

钳夹右肺动脉前干近心端，边切边缝，切断右肺动脉前干。（图8-38）

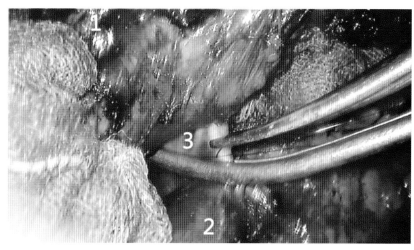

图8-38 切断右肺动脉前干
1. 右肺上叶
2. 右肺动脉叶间干
3. 右肺动脉前干

缝合右肺动脉前干近心端（图 8-39）。

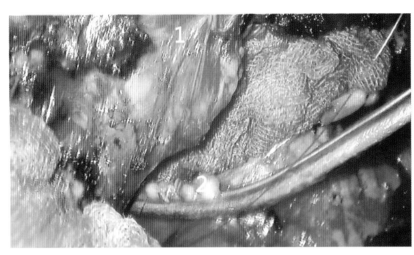

图 8-39 缝合右肺动脉前干近心端

1. 右肺上叶
2. 右肺上叶动脉前干近心端

前干缝合完毕，向上清扫，显露上腔静脉、肺动脉后方和气管前方之间的淋巴和脂肪组织，与上方右肺动脉清扫连续。（图 8-40）

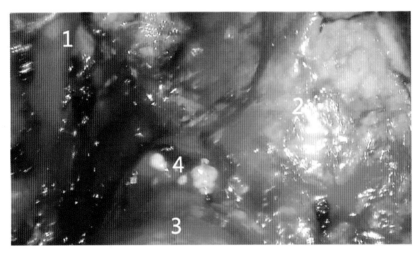

图 8-40 清扫淋巴和脂肪组织

1. 右肺上叶
2. 上腔静脉根部
3. 右肺动脉叶间干
4. 右肺上叶动脉前干

显露右侧主支气管（图 8-41）。

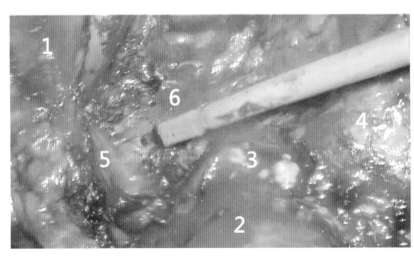

图 8-41 显露右侧主支气管

1. 右肺上叶
2. 右肺动脉叶间干
3. 右肺上叶动脉前干断端
4. 上腔静脉
5. 右侧主支气管
6. 气管

于右侧主支气管起始部切断右侧主支气管（图8-42）。

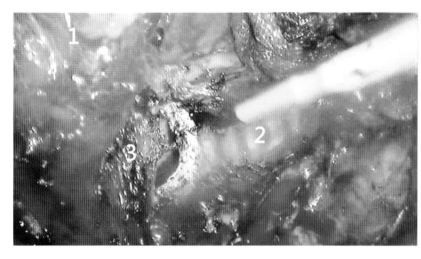

图8-42　切断右侧主支气管
1. 右肺上叶
2. 气管
3. 右侧主支气管

切断右侧主支气管，显示右侧主支气管起始部及气管插管套囊（图8-43），切断时要注意不损伤气管插管套囊。

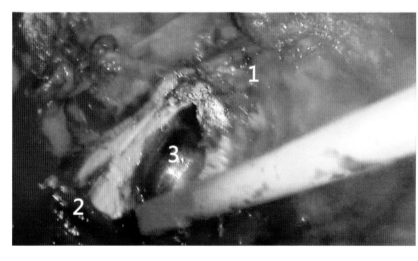

图8-43　显露右侧主支气管和气管插管套囊
1. 气管
2. 右主支气管
3. 气管插管套囊

沿左侧主支气管向下清扫，清扫隆突下淋巴和脂肪组织（图8-44）。

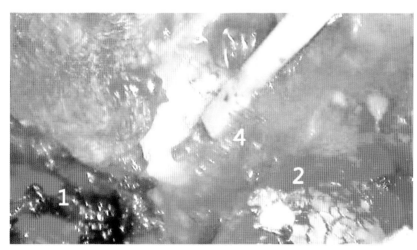

图8-44　清扫隆突下淋巴和脂肪组织第一步
1. 右肺下叶
2. 右肺动脉叶间干
3. 右侧主支气管断端
4. 左侧主支气管

沿左侧主支气管向下清扫，清扫隆突下淋巴和脂肪组织。（图 8-45）

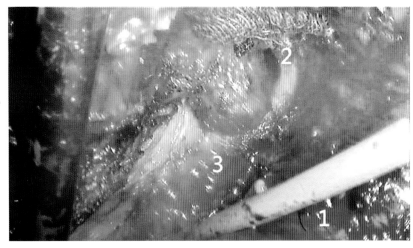

图 8-45　清扫隆突下淋巴和脂肪组
　　　　　织第二步
1. 右肺动脉
2. 右侧主支气管断端
3. 左侧主支气管

清扫隆突下淋巴和脂肪组织，与标本一同去除。（图 8-46、图 8-47）

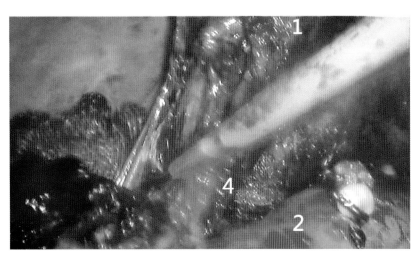

图 8-46　清扫隆突下淋巴和脂肪组
　　　　　织第三步
1. 右肺上叶
2. 右肺动脉叶间干
3. 右肺上叶动脉后段断端
4. 左侧主支气管

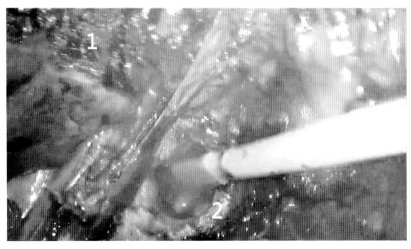

图 8-47　移除标本
1. 右肺上叶
2. 右侧主支气管断端

使用标本袋取出标本（图 8-48）。

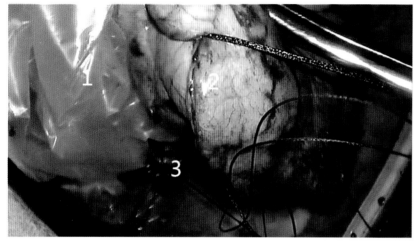

图 8-48　取出标本
1. 标本袋
2. 右肺上叶
3. 奇静脉近心端

将奇静脉远端固定在侧胸壁，充分显露右侧主支气管断端（图 8-49）。

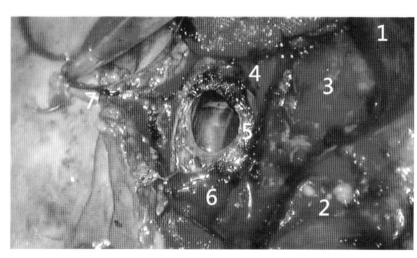

图 8-49　显露右侧主支气管断端
1. 上腔静脉
2. 右肺动脉
3. 主动脉弓
4. 气管
5. 右侧主支气管断端
6. 左侧主支气管
7. 奇静脉远端

清扫右侧肺门淋巴结（图 8-50）。

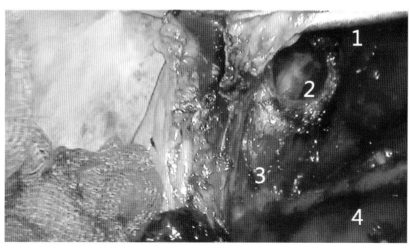

图 8-50　清扫右侧肺门淋巴结
1. 气管
2. 右侧主支气管断端
3. 左侧主支气管
4. 右肺动脉

切开右下肺韧带（图 8-51），向上切开右下肺韧带至下肺静脉水平（图 8-52），清扫右下肺韧带及下肺静脉旁淋巴结（图 8-53）。

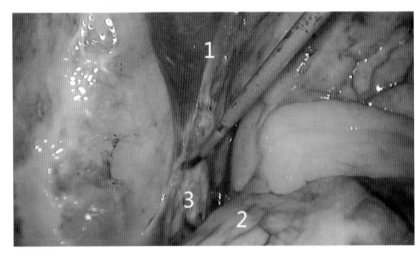

图 8-51　切开右下肺韧带

1. 右肺下叶
2. 心包
3. 右下肺韧带

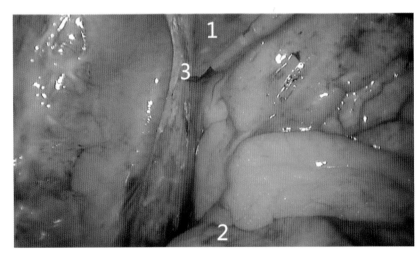

图 8-52　连续切开右下肺韧带

1. 右肺下叶
2. 心包
3. 右下肺韧带

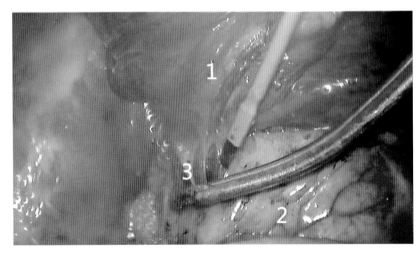

图 8-53　清扫右下肺韧带及下肺静
　　　　　脉旁淋巴结

1. 右肺下叶
2. 心包
3. 右下肺韧带

沿右肺中叶静脉下缘向后下分离，松解肺门前下方。（图 8-54）

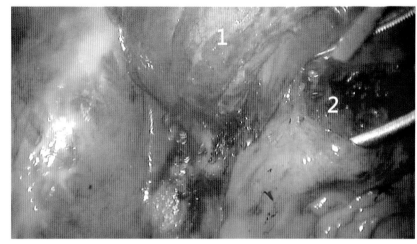

图 8-54　松解肺门第一步
1. 右肺下叶
2. 右肺中叶静脉

切开右肺下叶静脉下方心包，松解肺门下方。（图 8-55）

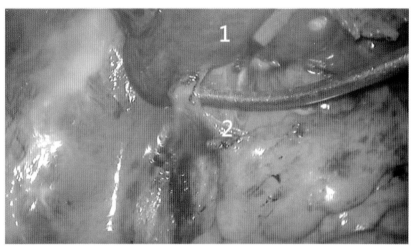

图 8-55　松解肺门第二步
1. 右肺下叶
2. 心包

松解右肺下叶静脉后方，环形松解肺门前后下方。（8-56）

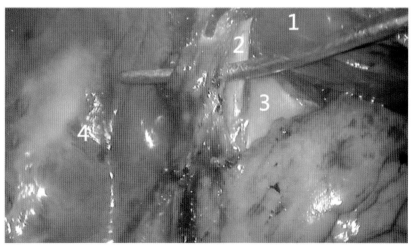

图 8-56　松解肺门第三步
1. 右肺下叶
2. 右肺下叶静脉
3. 心包内右肺下叶静脉
4. 前纵隔胸膜

清扫右肺下叶静脉上方淋巴和脂肪组织（图8-57）。

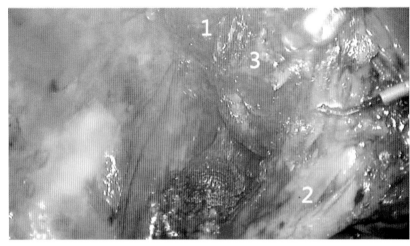

图8-57　清扫右肺下叶静脉上方淋
巴和脂肪组织
1. 右肺下叶
2. 右肺下叶静脉
3. 右肺中间段支气管远心端

清扫右肺中间段支气管下方的淋巴和脂肪组织（图8-58）。

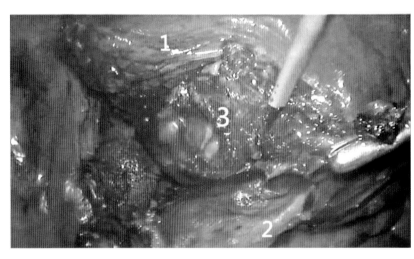

图8-58　清扫右肺中间段支气管下
方的淋巴和脂肪组织
1. 右肺下叶
2. 右肺下叶静脉
3. 右肺中间段支气管远心端

修剪右侧主支气管断端（图8-59）。

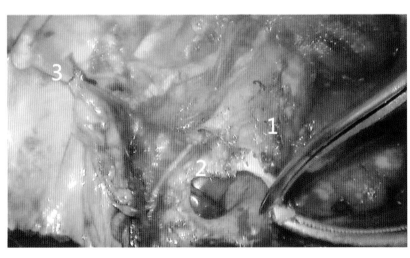

图8-59　修剪右侧主支气管断端
1. 气管
2. 右侧主支气管断端
3. 奇静脉断端

由膜部下方开始，使用 Proline 线连续缝合右侧主支气管和中间段支气管下壁（图 8-60）。

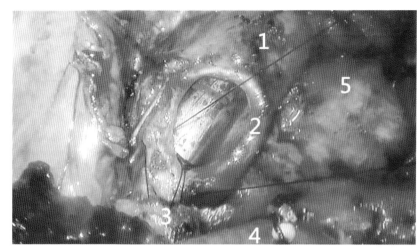

图 8-60 缝合支气管第一步
1. 气管
2. 右侧主支气管断端
3. 中间段支气管端
4. 右下肺动脉
5. 主动脉弓

缝合右侧主支气管和中间段支气管前壁（图 8-61）。

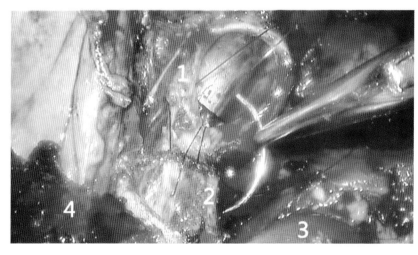

图 8-61 缝合支气管第二步
1. 右侧主支气管断端
2. 中间段支气管断端
3. 右肺动脉叶间干
4. 右肺下叶

缝合右侧主支气管和中间段支气管上壁（图 8-62），显示距离右侧主支气管断端较远处由气管壁缝出，有减小张力的作用。

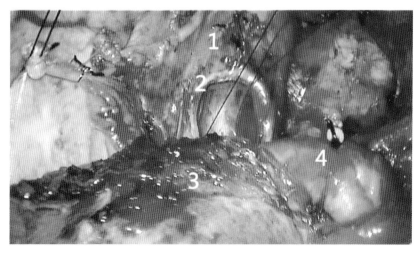

图 8-62 缝合支气管第三步
1. 气管
2. 右侧主支气管断端
3. 右肺下叶
4. 右肺下叶动脉

缝合右侧主支气管和中间段支气管上壁及后壁（图8-63），显示吻合口（图8-64）。

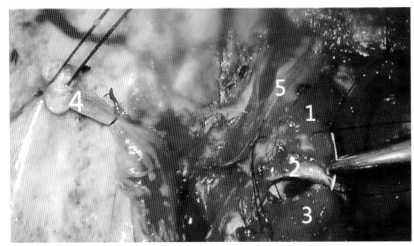

图 8-63　缝合支气管第四步
1. 气管
2. 右侧主支气管断端
3. 中间段支气管断端
4. 奇静脉断端
5. 右侧迷走神经

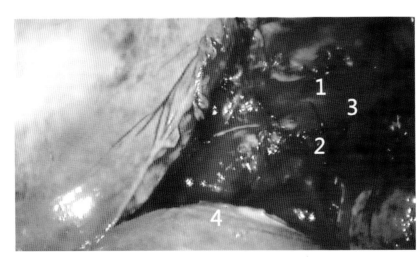

图 8-64　显示吻合口
1. 气管
2. 右侧主支气管和中间段支气管断端的吻合口
3. 右侧迷走神经
4. 右肺下叶

缝合右肺下叶断面（图8-65）。

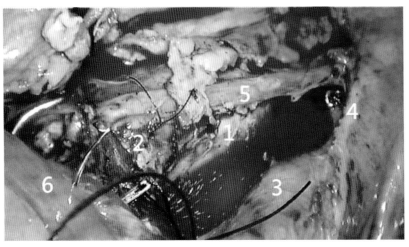

图 8-65　缝合肺叶
1. 气管
2. 右侧主支气管和中间段支气管断端的吻合口
3. 上腔静脉右侧迷走神经
4. 右侧无名静脉右肺下叶
5. 右侧迷走神经
6. 右肺下叶

游离上腔静脉前方的胸腺组织。（图8-66、图8-67）

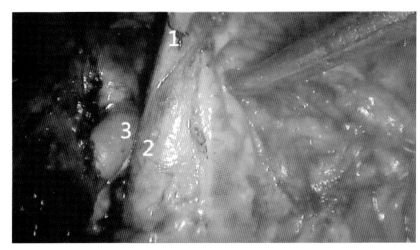

图8-66　游离胸腺组织

1. 奇静脉断端
2. 上腔静脉
3. 右肺中叶动脉

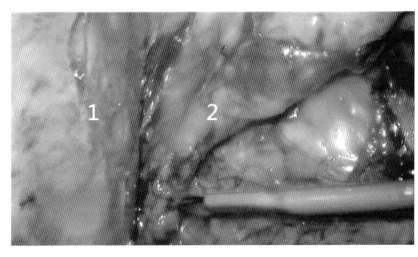

图8-67　显示胸腺组织

1. 上腔静脉
2. 胸腺

将游离的胸腺组织由上腔静脉内侧向后引出，包绕吻合口残端。（图8-68）

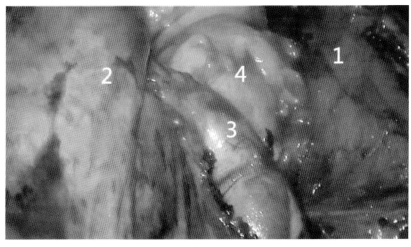

图8-68　用胸腺组织包绕吻合口残端

1. 上腔静脉
2. 右肺下叶
3. 右肺下叶动脉
4. 胸腺

将胸腺组织缝合在左侧主支气管前方的心包上，包埋吻合口残端。（图 8-69）

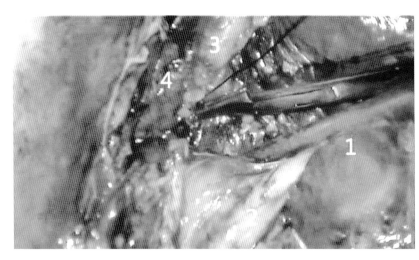

图 8-69　包埋完毕
1. 右肺下叶
2. 右肺下叶静脉
3. 胸腺
4. 左侧主支气管

【小结】

本例比较详细地展示了右肺上叶袖状切除的方法和步骤，由上纵隔清扫开始，清扫第 2、3、4 组淋巴结，显露气管下段和右主支气管。分离斜裂，清扫叶间淋巴结，处理右肺上叶动脉后升支，显露上肺静脉。分离水平裂，处理上肺静脉，清扫肺门淋巴结，切断上肺静脉。清扫中间段支气管前方及下方的淋巴结，在中叶支气管上方切断中间段支气管，沿肺动脉叶间干游离，显露处理右肺动脉前干，于右主支气管起始部切断右主支气管，沿左主支气管清扫隆突下淋巴结，完成右肺上叶的整块切除。切断下肺韧带，清扫第 9 组淋巴结，在中叶静脉和下叶静脉之间环形分离，切开下肺静脉下方心包，完成肺门松解，连续缝合支气管断端，用胸腺组织包埋吻合口。

第九章　左肺下叶袖状切除

左肺上叶支气管肺下叶袖状切除在支气管袖状切除中相对比较困难，原有有三：首先，左上叶支气管较短，平均长度约 1 cm，很快分为舌段和固有上叶支气管，因此能够切除的长度有限；其次，由于左主支气管位于左肺动脉与降主动脉之间，空间狭小，不易显露；第三，左肺上叶支气管与左主支气管吻合时需要反转，并且两者口径相差较大，吻合时相对困难。

【手术步骤】

将左肺上叶压向上方，打开叶间裂（图 9-1）。

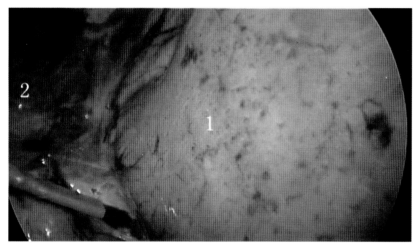

图 9-1　打开叶间裂
1. 左肺下叶
2. 左肺上叶

逐层切开叶间裂（图 9-2），显露叶间淋巴结。

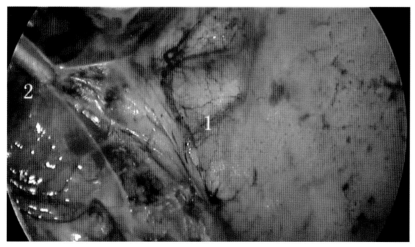

图 9-2　切开叶间裂
1. 左肺下叶
2. 左肺上叶

由左肺上叶下缘向下分离叶间淋巴结（图 9-3）。

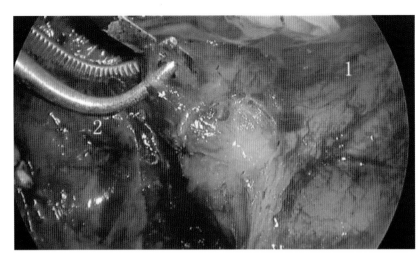

图 9-3　分离叶间淋巴结
1. 左肺下叶
2. 左肺上叶

打开血管鞘膜，游离叶间动脉。（图 9-4）

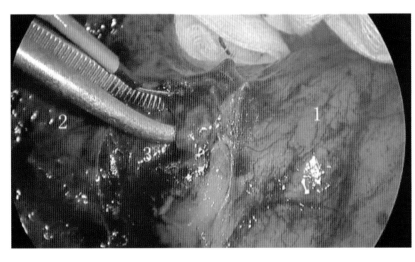

图 9-4　打开血管鞘膜
1. 左肺下叶
2. 左肺上叶
3. 左肺上叶动脉分支

沿血管鞘向后分离叶间动脉（图 9-5）。

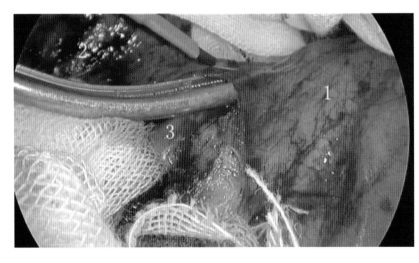

图 9-5　分离叶间动脉第一步
1. 左肺下叶
2. 左肺上叶
3. 左肺上叶动脉分支

显露左肺动脉叶间干，游离左肺叶间动脉干上缘。（图9-6）

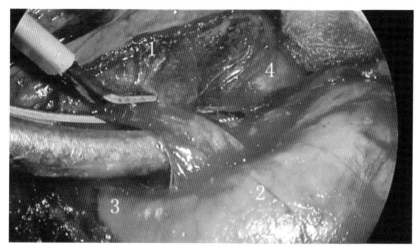

图9-6 分离叶间动脉第二步
1. 左肺上叶
2. 左肺叶间动脉干
3. 左肺舌叶动脉
4. 左肺上叶动脉分支

将左肺动脉叶间干压向前方，分离左肺叶间动脉干后缘。（图9-7）

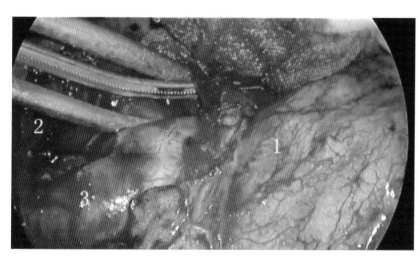

图9-7 分离叶间动脉第三步
1. 左肺下叶
2. 左肺上叶
3. 左肺舌叶动脉

于胸主动脉前方打开纵隔胸膜（图9-8），上达主动脉弓下，下达下肺静脉上缘。

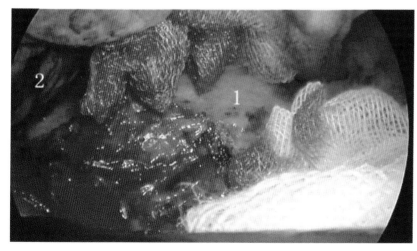

图9-8 打开纵隔胸膜第一步
1. 胸主动脉
2. 左肺上叶

游离、结扎、切断左侧支气管动脉各支。(图9-9)

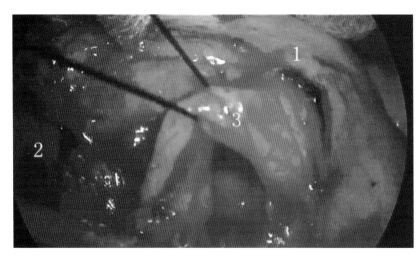

图9-9 结扎左侧支气管动脉
1. 胸主动脉
2. 左肺上叶
3. 左侧支气管动脉
4. 左肺舌叶动脉

在肺门前方打开纵隔胸膜上达左肺动脉上缘,下达左肺下叶静脉下缘。(图9-10)

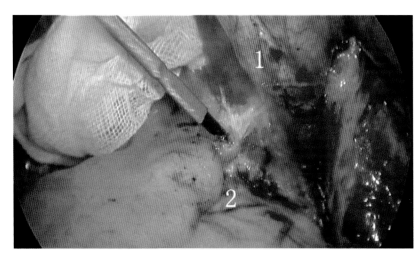

图9-10 打开纵隔胸膜第二步
1. 左肺上叶
2. 心包

沿左肺动脉叶间干向前打开叶间裂,显露叶间动脉各个分支。(图9-11)

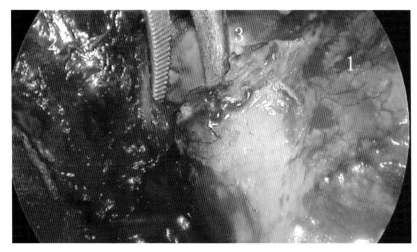

图9-11 显露叶间动脉各分支
1. 左肺下叶
2. 左肺上叶
3. 左肺动脉叶间干

显示肿瘤侵及左肺下叶基底段动脉和背段动脉起始部。（图 9-12）

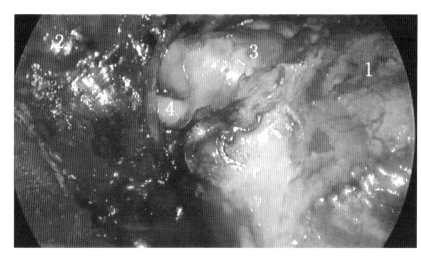

图 9-12　了解肿瘤侵犯情况
1. 左肺下叶
2. 左肺上叶
3. 左肺动脉叶间干
4. 左肺上叶动脉舌支

将左肺上叶牵拉向后方，清扫左侧肺门淋巴结。（图 9-13）

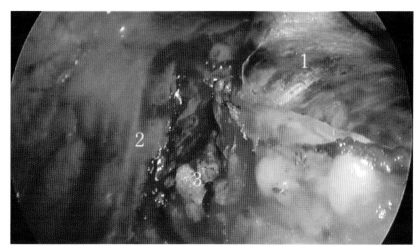

图 9-13　清扫淋巴结第一步
1. 左肺上叶
2. 左侧膈神经
3. 左肺动脉

由膈神经后方向上清扫主动脉弓下及弓前淋巴结（图 9-14）。

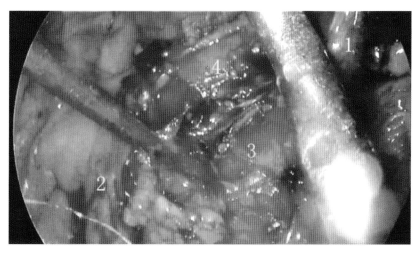

图 9-14　清扫淋巴结第二步
1. 左肺上叶
2. 左侧膈神经
3. 左肺动脉
4. 主动脉弓

淋巴组织清扫完毕（图9-15）。

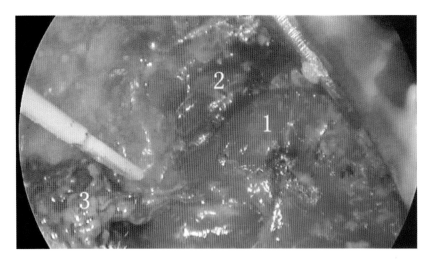

图 9-15 清扫完毕
1. 左肺动脉
2. 主动脉弓
3. 淋巴和脂肪组织

将左肺上叶压向后方，用止血钳分离左肺动脉下方（图9-16）、上方（图9-17），充分游离左肺动脉（9-18）。

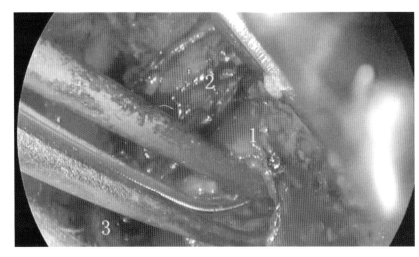

图 9-16 分离左肺动脉下方
1. 左肺动脉
2. 主动脉弓
3. 左侧膈神经

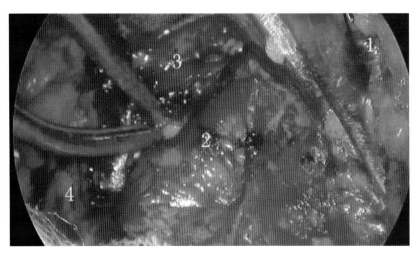

图 9-17 分离左肺动脉上方
1. 左肺上叶
2. 左肺动脉
3. 主动脉弓
4. 左侧膈神经

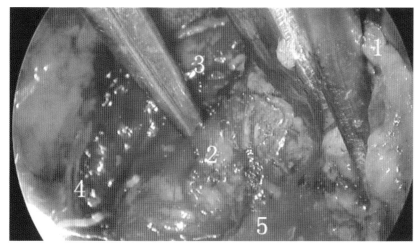

图 9-18 充分游离左肺动脉

1. 左肺上叶
2. 左肺动脉
3. 主动脉弓
4. 左侧膈神经
5. 左肺上叶静脉

使用 7 号丝线环套阻断左肺动脉主干（图 9-19），丝线环套阻断时应注意轻拉丝线，以防丝线切割肺动脉。

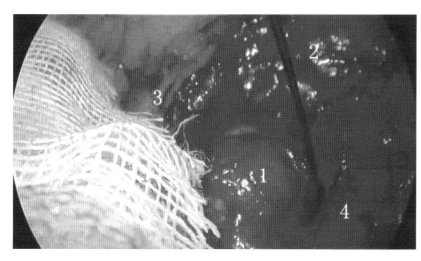

图 9-19 阻断左肺动脉

1. 左肺动脉
2. 主动脉弓
3. 左侧膈神经
4. 左肺上叶静脉

分离叶间裂，分离上下肺静脉之间的组织，显露左肺上叶支气管。（图 9-20）

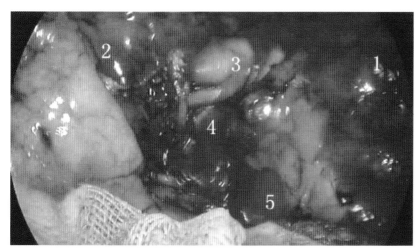

图 9-20 显露左肺上叶支气管

1. 左肺下叶
2. 左肺上叶
3. 左肺动脉叶间干
4. 左肺上叶支气管
5. 左肺下叶静脉

清扫左肺上叶支气管前方淋巴结（图9-21、图9-22），显露上叶支气管起始部。

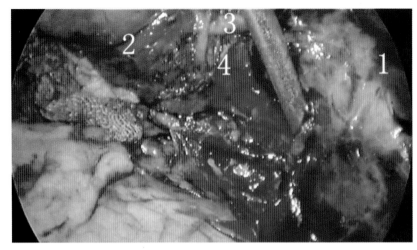

图9-21　清扫左肺上叶支气管前方淋巴结第一步

1. 左肺下叶
2. 左肺上叶
3. 左肺动脉舌支
4. 左肺上叶支气管

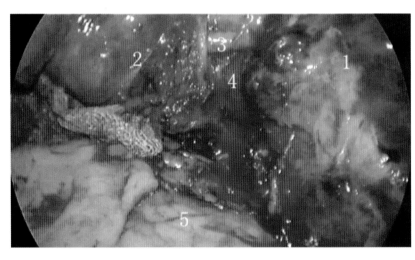

图9-22　清扫左肺上叶支气管前方淋巴结第二步

1. 左肺下叶
2. 左肺上叶
3. 左肺动脉舌支
4. 左肺上叶支气管
5. 心包

清扫左肺上叶和下叶静脉之间的淋巴结，显露左下肺静脉。（图9-23）

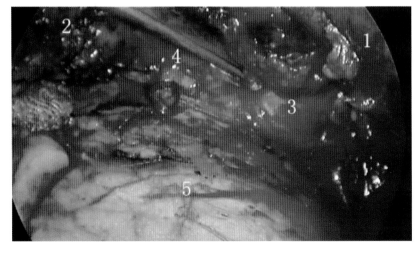

图9-23　显露左下肺静脉

1. 左肺下叶
2. 左肺上叶
3. 左下肺静脉
4. 左上肺静脉
5. 心包

充分游离、结扎左下肺静脉（图 9-24、图 9-25），游离肺动脉舌支（图 9-26）。

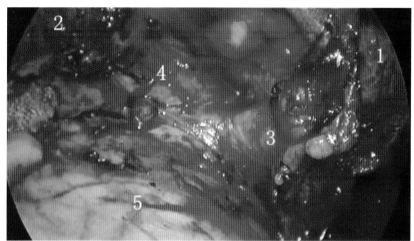

图 9-24　游离左下肺静脉

1. 左肺下叶
2. 左肺上叶
3. 左下肺静脉
4. 左上肺静脉
5. 心包

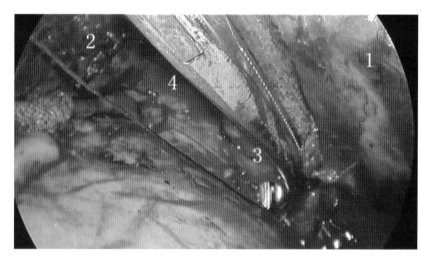

图 9-25　结扎左下肺静脉

1. 左肺下叶
2. 左肺上叶
3. 左下肺静脉
4. 左上肺静脉

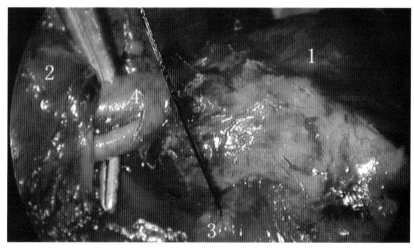

图 9-26　游离肺动脉舌支

1. 左肺下叶
2. 左肺上叶
3. 左下肺静脉
4. 肺动脉舌支

使用 7 号丝线环套阻断左肺动脉舌支（图 9-27），于左肺上叶支气管起始部上方切断左肺上叶支气管（图 9-28）。注意切断的部位，避免上叶支气管长度不够而造成吻合困难。

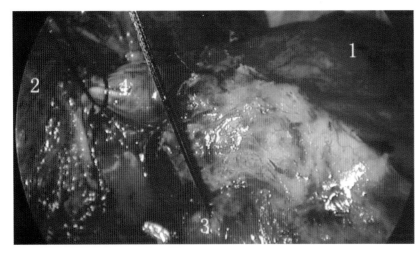

图 9-27　阻断左肺动脉舌支

1. 左肺下叶
2. 左肺上叶
3. 左下肺静脉
4. 舌叶动脉

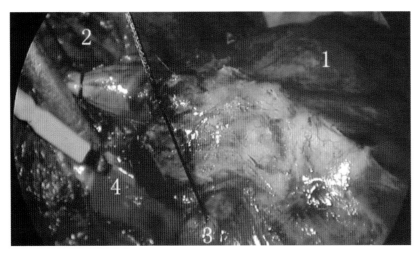

图 9-28　切断左肺上叶支气管

1. 左肺下叶
2. 左肺上叶
3. 左下肺静脉
4. 左肺上叶支气管

向左主支气管方向分离左肺上叶支气管近端后方（图 9-29）。

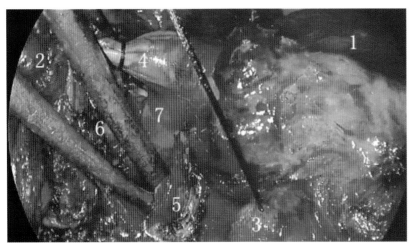

图 9-29　分离左肺上叶支气管

1. 左肺下叶
2. 左肺上叶
3. 左下肺静脉
4. 左肺上叶动脉舌支
5. 左肺上叶支气管近端
6. 左肺上叶支气管远端
7. 左肺动脉叶间干

分离左肺上叶支气管近端与左肺上叶静脉之间的脂肪和淋巴组织（图9-30）。

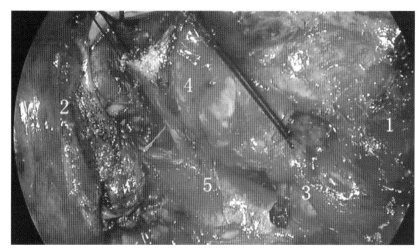

图9-30 分离脂肪和淋巴组织
1. 左肺下叶
2. 左肺上叶
3. 左下肺静脉
4. 左肺上叶支气管近端
5. 左肺上叶静脉

分离左肺动脉叶间干与左肺上叶支气管近端之间的结缔组织和淋巴组织（图9-31）。

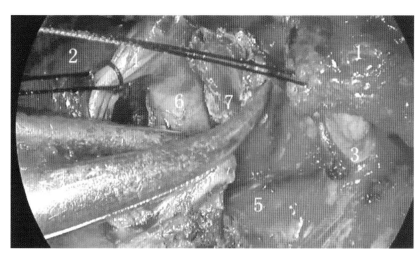

图9-31 分离结缔组织和淋巴组织
1. 左肺下叶
2. 左肺上叶
3. 左下肺静脉
4. 左肺上叶动脉舌支
5. 左肺上叶静脉
6. 左肺动脉叶间干
7. 左肺上叶支气管近端

显露左主支气管（图9-32），在左肺下叶支气管开口上方1.5 cm处切断左主支气管。

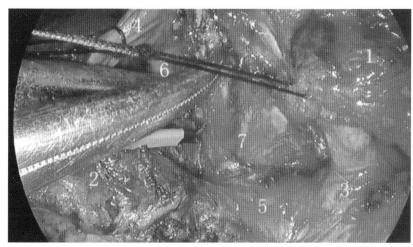

图9-32 显露左主支气管
1. 左肺下叶
2. 左肺上叶
3. 左下肺静脉
4. 左肺上叶动脉舌支
5. 左肺上叶静脉
6. 左肺动脉叶间干
7. 左主支气管

在左肺下叶支气管开口上方 1.5 cm 处切断左主支气管（图 9-33）。

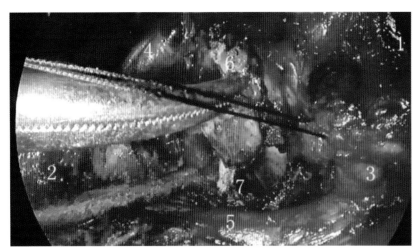

图 9-33　切断左主支气管
1. 左肺下叶
2. 左肺上叶
3. 左下肺静脉
4. 左肺上叶动脉舌支
5. 左肺上叶静脉
6. 左肺上叶支气管近端
7. 左主支气管断端

显示左肺上叶支气管远端和左主支气管断端（图 9-34）。行左肺下叶的袖状切除应尽可能地切除较多的上叶支气管和左主支气管，以保证切端的干净。

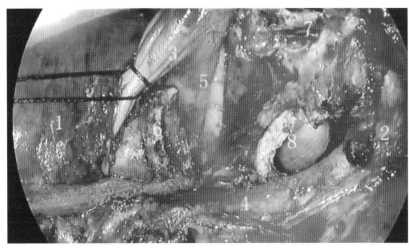

图 9-34　左主支气管断端
1. 左肺上叶
2. 左下肺静脉
3. 左肺上叶动脉舌支
4. 左肺上叶静脉
5. 左肺动脉叶间干
6. 左肺上叶支气管远端
7. 左肺上叶支气管近端
8. 左主支气管断端

充分游离左下肺静脉（图 9-35）。

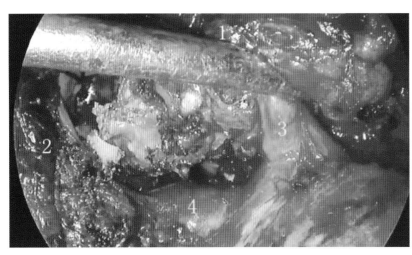

图 9-35　游离左下肺静脉
1. 左肺下叶
2. 左肺上叶
3. 左下肺静脉
4. 左肺上叶静脉

双重结扎缝合左下肺静脉（图 9-36）。

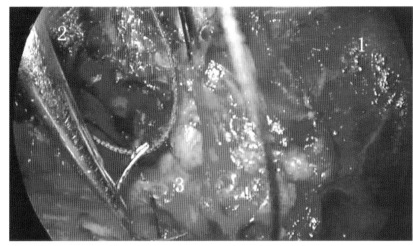

图 9-36　结扎缝合左下肺静脉
1. 左肺下叶
2. 左肺上叶
3. 左下肺静脉

游离左肺动脉叶间干，放置阻断线（图 9-37）。

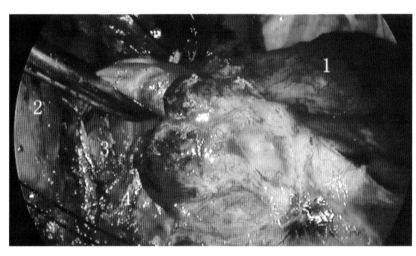

图 9-37　放置阻断线
1. 左肺下叶
2. 左肺上叶
3. 左肺上叶支气管远端
4. 左肺上叶支气管近端

使用 7 号丝线阻断左肺动脉叶间干（图 9-38）。

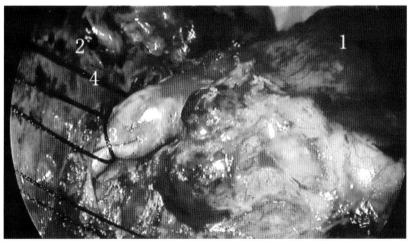

图 9-38　丝线阻断左肺动脉叶间干
1. 左肺下叶
2. 左肺上叶
3. 左肺上叶动脉舌支
4. 阻断左肺动脉叶间干的丝线

　　用无创血管钳阻断左肺动脉叶间干（图9-39）。在左肺下叶动脉起始部上方切断左肺动脉叶间干（图9-40~图9-42）。

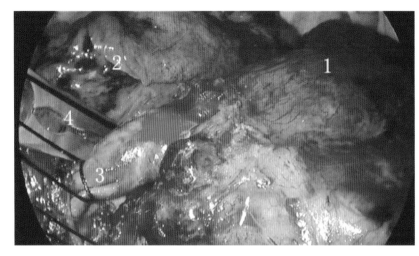

图9-39　阻断左肺动脉叶间干
1. 左肺下叶
2. 左肺上叶
3. 左肺上叶动脉舌支
4. 无创血管钳

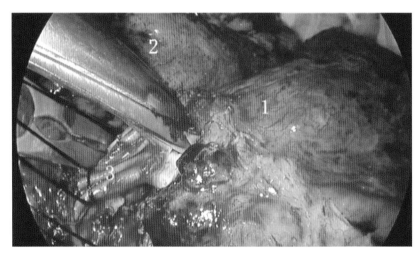

图9-40　切断左肺动脉叶间干第一步
1. 左肺下叶
2. 左肺上叶
3. 左肺上叶动脉舌支

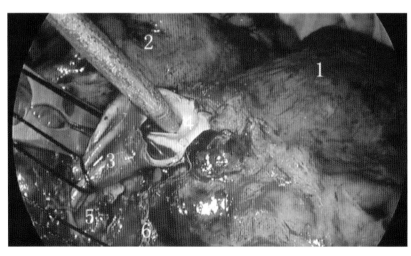

图9-41　切断左肺动脉叶间干第二步
1. 左肺下叶
2. 左肺上叶
3. 左肺上叶动脉舌支
4. 左肺动脉叶间干
5. 左肺上叶支气管远端
6. 左肺上叶支气管近端

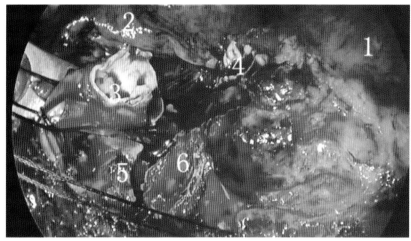

图9-42　切断左肺动脉叶间干第三步

1. 左肺下叶
2. 左肺上叶
3. 左肺上叶动脉叶间干断端
4. 左肺下叶动脉断端
5. 左肺上叶支气管远端
6. 左肺上叶支气管近端

沿左肺动脉叶间干后方清扫叶间淋巴结（图9-43）。

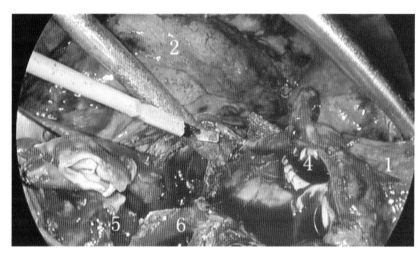

图9-43　清扫叶间淋巴结

1. 左肺下叶
2. 左肺上叶
3. 左肺动脉叶间干断端
4. 左肺下叶动脉断端
5. 左肺上叶支气管远端
6. 左肺上叶支气管近端

切断左肺下叶静脉（图9-44）。

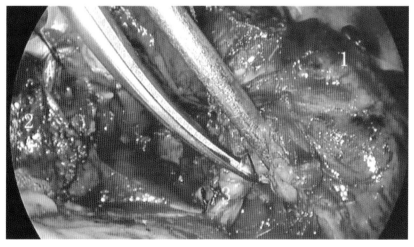

图9-44　切断左肺下叶静脉

1. 左肺下叶
2. 左肺上叶
3. 左肺下叶静脉

沿左肺动脉叶间干下方、下肺静脉上方向后分离切除脂肪和淋巴组织。（图 9-45）

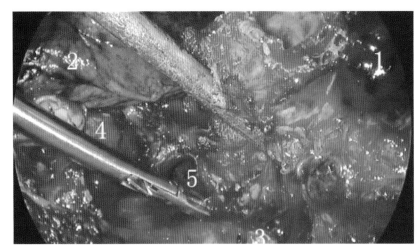

图 9-45　清扫左肺动脉叶间干下
　　　　　方、下肺静脉上方淋巴结

1. 左肺下叶
2. 左肺上叶
3. 左肺下叶静脉
4. 左肺动脉叶间干
5. 左支气管断端

清扫左主支气管后方淋巴结（图 9-46、图 9-47）。

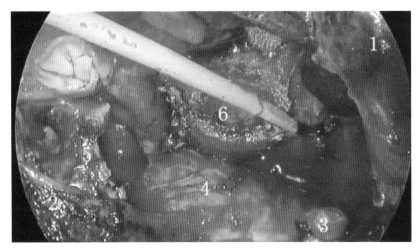

图 9-46　清扫左主支气管后方淋巴
　　　　　结第一步

1. 左肺下叶
2. 左肺上叶
3. 左肺下叶静脉
4. 左上肺静脉
5. 左肺上叶支气管远端
6. 左支气管断端

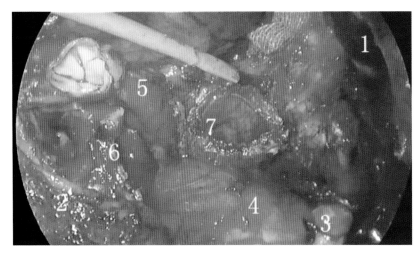

图 9-47　清扫左主支气管后方淋巴
　　　　　结第二步

1. 左肺下叶
2. 左肺上叶
3. 左肺下叶静脉
4. 左上肺静脉
5. 左肺动脉叶间干
6. 左肺上叶支气管远端
7. 左支气管断端

清扫左下肺静脉后方及下肺韧带的淋巴和脂肪组织。（图9-48、图9-49）

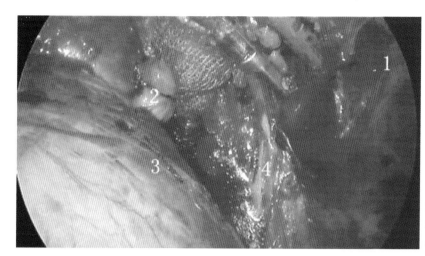

图9-48 清扫左下肺静脉后方及下
　　　　肺韧带的淋巴和脂肪组织
　　　　第一步
1. 左肺下叶
2. 左下肺静脉
3. 心包
4. 下肺韧带

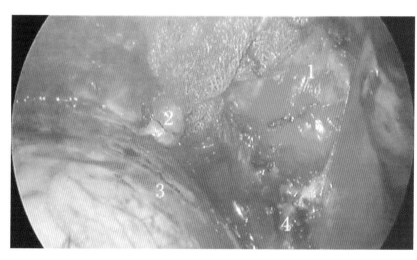

图9-49 清扫左下肺静脉后方及下
　　　　肺韧带的淋巴和脂肪组织
　　　　第二步
1. 胸主动脉
2. 左下肺静脉
3. 心包
4. 下肺韧带

用标本袋移除标本（图9-50）。

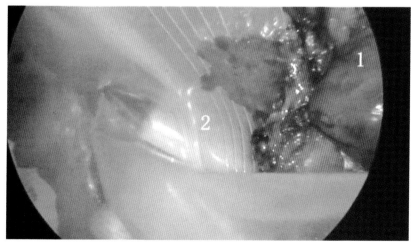

图9-50 移除标本
1. 左肺下叶
2. 标本袋

用无创不吸收缝线缝合左肺动脉叶间干断端（图9-51、图9-52）。

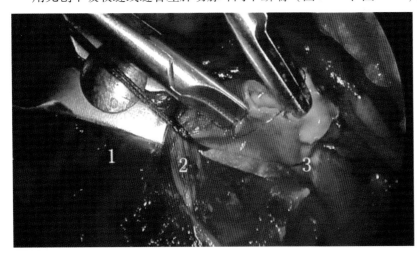

图9-51　缝合左肺动脉叶间干断端
1. 左肺上叶
2. 舌叶动脉
3. 左肺动脉叶间干

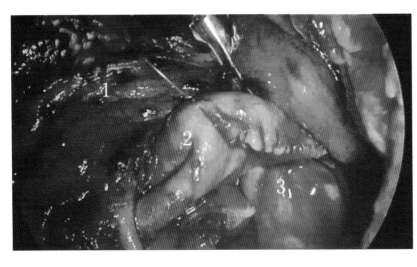

图9-52　缝合完毕
1. 左肺上叶
2. 舌叶动脉
3. 左肺动脉叶间干

行胸腔镜下的肺动脉成形术应具备充分的肺动脉游离和可靠的肺动脉阻断技术，在丝线阻断的基础上，在胸腔镜下放置"哈巴狗"阻断钳，提高手术的安全性，为肺动脉的缝合创造良好条件；利用胸腔镜的放大作用使肺动脉的缝合更加准确可靠。

行左肺上叶支气管远端与左支气管断端端端吻合（图9-53）。

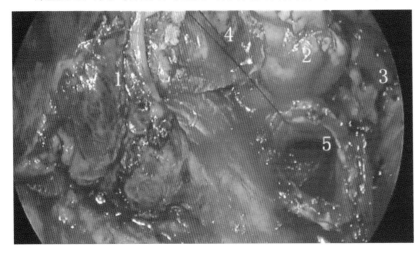

图9-53　断端吻合
1. 左肺上叶
2. 左肺动脉叶间干
3. 胸主动脉
4. 左肺上叶支气管远端
5. 左支气管断端

连续吻合左肺上叶支气管远端和左支气管断端（图9-54）。由于左肺上叶支气管切断后翻转向上，吻合时应注意支气管前后壁的变化。

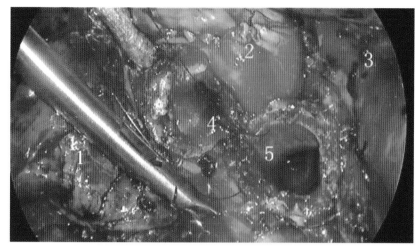

图9-54　连续吻合

1. 左肺上叶
2. 左肺动脉叶间干
3. 胸主动脉
4. 左肺上叶支气管远端
5. 左支气管断端

前壁缝合完毕（图9-55）。

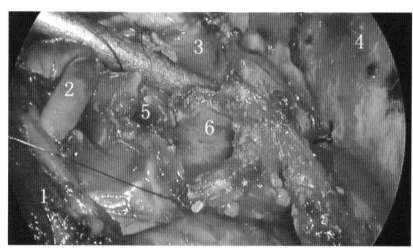

图9-55　缝合支气管前壁

1. 左肺上叶
2. 舌叶动脉
3. 左肺动脉叶间干
4. 胸主动脉
5. 左肺上叶支气管远端
6. 左支气管断端

吻合支气管后壁（图9-56、图9-57）。

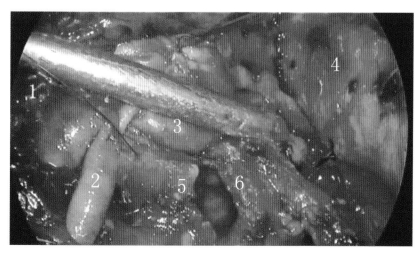

图9-56　吻合支气管后壁

1. 左肺上叶
2. 舌叶动脉
3. 左肺动脉叶间干
4. 胸主动脉
5. 左肺上叶支气管远端
6. 左支气管断端

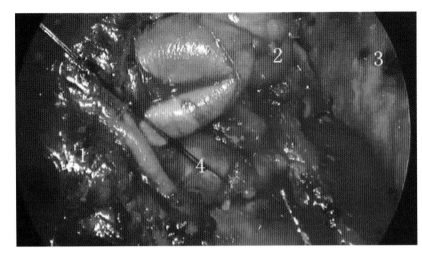

图 9-57　吻合完毕
1. 左肺上叶
2. 左肺动脉叶间干
3. 胸主动脉
4. 左肺上叶支气管

　　支气管的吻合建议采取连续吻合，由于间断吻合常常需要预置缝线然后打结，在胸腔镜操作孔中无法放置较多的预留线，因此间断吻合难度较大，而连续吻合则相对比较容易。连续吻合应注意吻合口两个断端直径大小的差距，在吻合时注意弥补。

　　显示左肺下叶袖状切除后（图 9-58）。

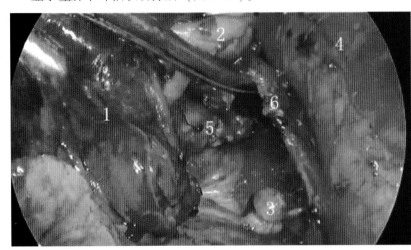

图 9-58　左肺下叶袖状切除后
1. 左肺上叶
2. 舌叶动脉
3. 左下肺静脉
4. 胸主动脉
5. 支气管吻合口
6. 左侧迷走神经

　　游离左侧胸腺脂肪组织（图 9-59）。

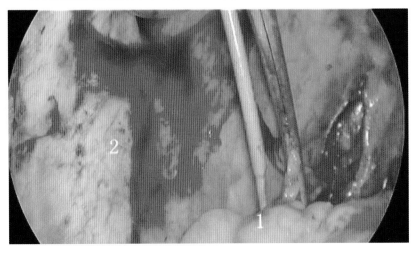

图 9-59　游离左侧胸腺脂肪组织
1. 胸腺
2. 左侧前胸壁

将左侧胸腺脂肪组织拉向支气管吻合口。如图9-60、图9-61所示，用胸腺脂肪组织包埋支气管吻合口。支气管袖状切除的残端包埋十分重要，包埋组织最好选用组织较多的心包脂肪垫、胸腺等，也有采用肋间肌瓣、心包、胸膜等组织包埋的。

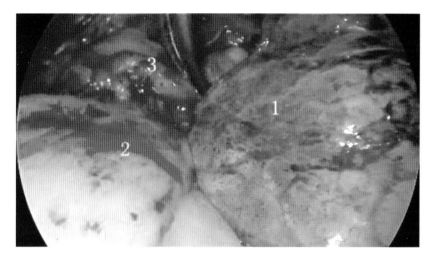

图9-60　胸腺脂肪组织
1. 左肺上叶
2. 心包
3. 胸腺脂肪组织

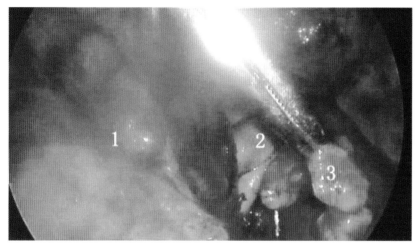

图9-61　包埋支气管吻合口
1. 左肺上叶
2. 舌叶动脉
3. 胸腺脂肪组织

手术完毕，显示操作孔和腔镜孔，操作孔约4cm。（图9-62、图9-63）

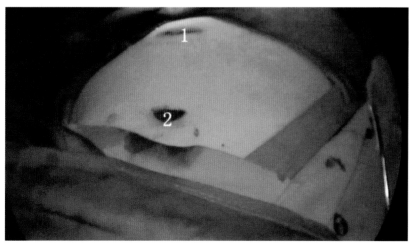

图9-62　手术完毕
1. 操作孔
2. 腔镜孔

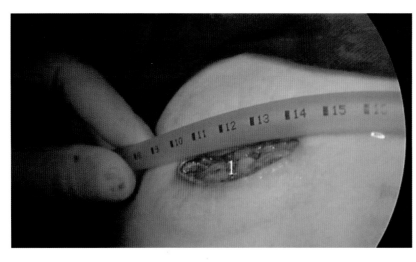

图 9-63 显示操作孔
1. 操作孔

【小结】

本例左肺下叶袖状切除由叶间裂分离开始，从左肺上叶下缘向下清扫叶间淋巴结，显露舌段动脉，而后向前向后分离，显露肺动脉叶间干全长，左肺上下叶支气管分叉位于左肺上下叶静脉后方，左肺动脉叶间干下方，显露左肺上下叶支气管，须显露左肺上下叶静脉。切断左肺上叶支气管后可暴露经于其下方的左主支气管。在阻断下行肺动脉成形术时，阻断肺动脉主干和叶间动脉相对于单纯阻断叶间动脉比较安全，以防阻断钳或阻断带脱落，造成大出血。支气管阻断吻合时，要注意前后壁的空间位置，确保吻合的准确性。

第十章　右肺上叶双袖切除

本例采用 en-bloc 大块切除的办法，是肺癌切除术式中最体现根治性切除概念的一种方法。因为右肺上叶支气管的袖状切除是最常应用的一种袖状切除方式。中间段支气管的存在使得支气管的切除有比较多的余地。胸腔内右侧肺动脉较左侧肺动脉短，因此，肺动脉袖状切除相对比较困难，需要对切除长度有较好的预判，术中需要充分游离下肺静脉，以减少吻合的张力。

【手术步骤】

于奇静脉注入处，打开上腔静脉后缘的纵隔胸膜（图 10-1），向上分离至无名静脉下缘。

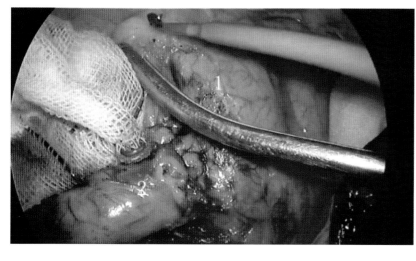

图 10-1　打开纵隔胸膜

1. 上腔静脉
2. 奇静脉弓

分离奇静脉弓并结扎切断。（图 10-2）

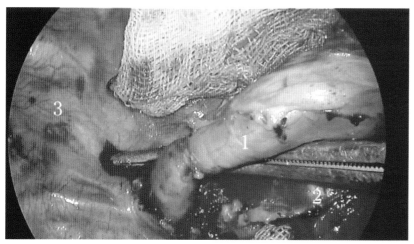

图 10-2　分离奇静脉弓

1. 奇静脉弓
2. 右主支气管
3. 后胸壁

将奇静脉弓近心端向前牵拉，将奇静脉断端拉向前方，胸腔镜下可以清晰地显露上腔静脉后方与升主动脉及右肺动脉干之间的间隙（图10-3）。打开上腔静脉外膜完整游离上腔静脉后的脂肪和淋巴组织，达右侧无名静脉。

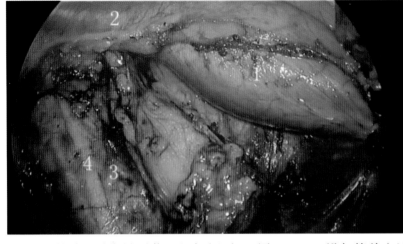

图10-3 牵拉奇静脉弓
1. 上腔静脉
2. 右侧无名静脉
3. 气管
4. 右侧迷走神经

沿气管前壁游离纵隔淋巴和脂肪组织（图10-4）。沿气管前方清扫时，应注意保护右侧迷走神经，若疑有肿大淋巴结侵犯，为保证手术的根治性，可在喉返神经下方切断。

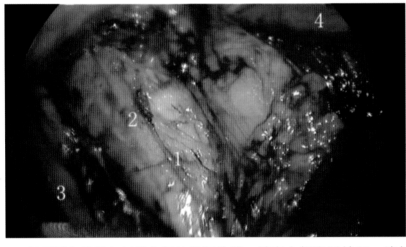

图10-4 沿气管前壁游离纵隔淋巴
　　　　和脂肪组织
1. 气管
2. 迷走神经
3. 食管
4. 上腔静脉

打开无名静脉与气管之间的纵隔胸膜，游离右侧喉返神经，清扫喉返神经周围的淋巴结（图10-5）。电刀清扫淋巴结时，能量要小，尽量用血管钳挑起组织以远离喉返神经，避免造成喉返神经损伤。

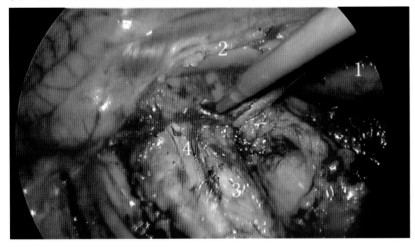

图10-5 清扫喉返神经周围的淋巴结
1. 上腔静脉
2. 右侧无名静脉
3. 气管
4. 右侧迷走神经

清扫气管后方的淋巴和脂肪组织，达食管前方（图10-6）。

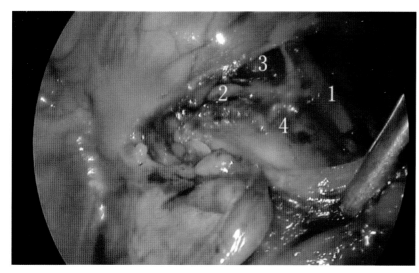

图10-6　清扫气管后方的淋巴和脂
肪组织

1. 右侧迷走神经
2. 右侧喉返神经
3. 右侧锁骨下动脉
4. 气管

打开上腔静脉前方的纵隔胸膜，清扫上腔静脉前方的淋巴和脂肪组织。（图10-7、图10-8）

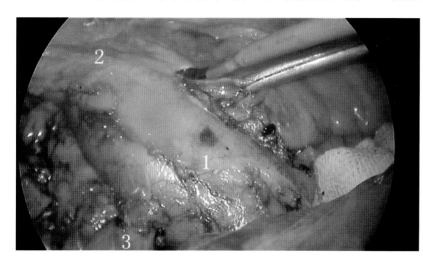

图10-7　清扫上腔静脉前方的淋巴
和脂肪组织

1. 上腔静脉
2. 右侧膈神经
3. 已结扎的奇静脉

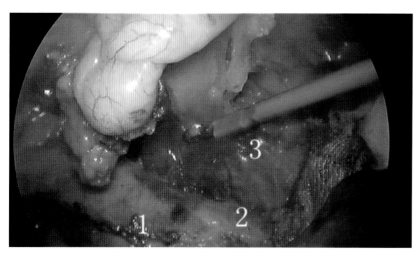

图10-8　清扫完毕

1. 上腔静脉
2. 右侧膈神经
3. 前胸壁

打开左右无名静脉夹角的纵隔胸膜，游离右侧无名静脉（图 10-9）。无名静脉与锁骨下静脉相连续，其后方即为锁骨下动脉，分离时注意避免损伤。

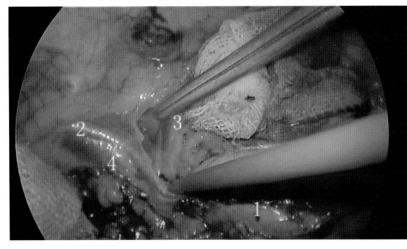

图 10-9　游离右侧无名静脉
1. 上腔静脉
2. 右侧膈神经
3. 左侧无名静脉
4. 右侧无名静脉

游离右侧无名静脉并用丝线牵引，清扫右侧无名静脉后方的淋巴和脂肪组织（图 10-10）。该部位与颈根部淋巴结相连续，部分颈根部淋巴结可以由此切除。

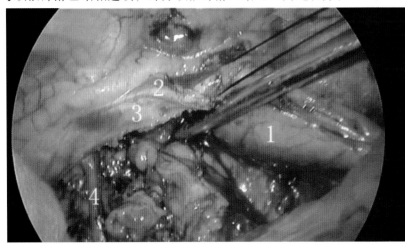

图 10-10　清扫右侧无名静脉后方
　　　　　 的淋巴和脂肪组织
1. 上腔静脉
2. 右侧膈神经
3. 右侧无名静脉
4. 右侧迷走神经

沿主动脉弓向后方清扫纵隔的淋巴和脂肪组织（图 10-11）。游离主动脉弓与上腔静脉之间的间隙可以完全游离上腔静脉，将上腔静脉拉向后方，打开心包，可以显露右肺动脉干起始部，对于肺动脉干损伤或肿瘤侵及肺动脉干而须全肺切除时，可于此阻断或切断。

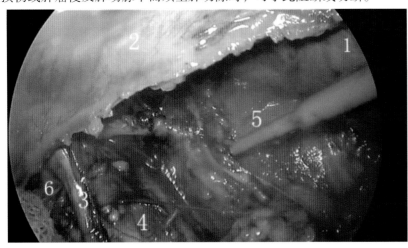

图 10-11　沿主动脉弓向后方清扫
　　　　　 纵隔的淋巴和脂肪组织
1. 上腔静脉
2. 右侧膈神经
3. 右侧无名静脉
4. 右侧迷走神经
5. 主动脉弓
6. 右侧喉返神经

沿主动脉弓清扫至右肺动脉上缘（图 10-12）。

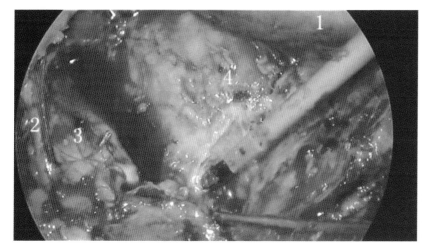

图 10-12　清扫至右肺动脉上缘

1. 上腔静脉
2. 右侧迷走神经
3. 气管
4. 主动脉弓

打开上腔静脉与肺动脉干之间的心包返折（图 10-13），可游离较长的肺动脉干，有利于放置阻断带或阻断钳。

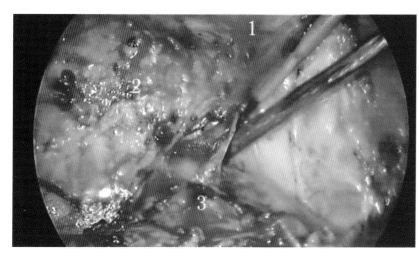

图 10-13　打开上腔静脉与肺动脉
　　　　　干之间的心包返折

1. 上腔静脉
2. 主动脉弓
3. 右肺动脉

打开肺动脉血管外膜（图 10-14）。

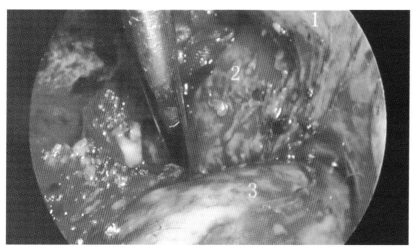

图 10-14　打开肺动脉血管外膜

1. 上腔静脉
2. 主动脉弓
3. 右肺动脉

　　沿气管前方向下清扫（图10-15），将上纵隔清扫的淋巴组织整块向下游离，和标本一块切除。沿气管前方向下清扫至右侧支气管（图10-16），与气管支气管淋巴结的清扫相连续。

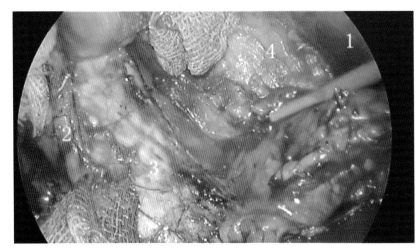

图 10-15　沿气管前方向下清扫第一步

1. 上腔静脉
2. 右侧迷走神经
3. 气管
4. 主动脉弓

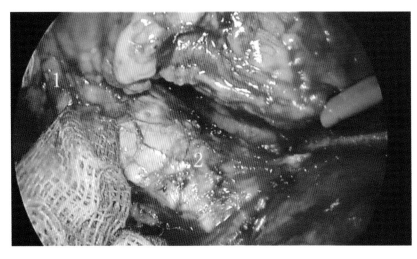

图 10-16　沿气管前方向下清扫第二步

1. 右侧迷走神经
2. 气管

　　沿气管后方向下清扫至隆突上方（图10-17），与隆突下的淋巴结清扫相连续。

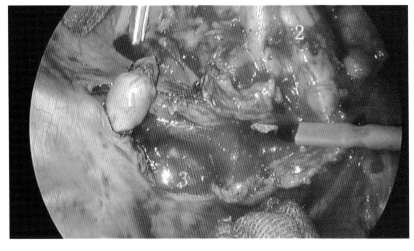

图 10-17　沿气管后方向下清扫

1. 奇静脉远心端
2. 气管
3. 食管

　　本例先从上纵隔开始，将上纵隔淋巴结与其他标本一并切除，保持了标本的完整性。

显露右侧支气管动脉（图 10-18），右侧支气管动脉往往于右第 3 肋间后动脉发出，与奇静脉并行向前达右侧支气管。

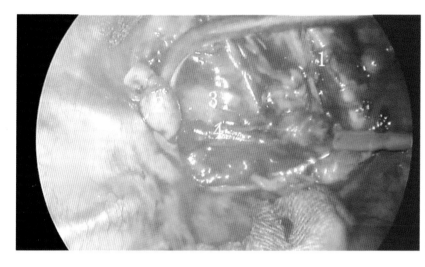

图 10-18　显露右侧支气管动脉
1. 气管
2. 奇静脉远心端
3. 食管
4. 右侧支气管动脉

　　于右主支气管起始部切断右主支气管（图 10-19）。切断右主支气管时，应尽量接近起始部，可获得较安全的切除距离，并且要注意避免损伤气管插管套囊；若有必要，可请麻醉师放开气囊抽气，待切断后再充气。显露右主支气管管口（图 10-20）。

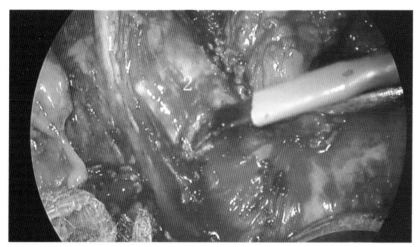

图 10-19　切断右主支气管
1. 右侧迷走神经
2. 气管

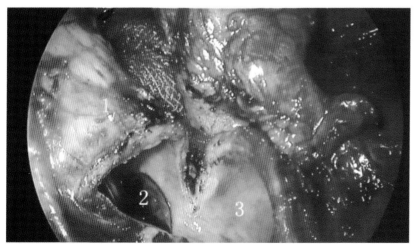

图 10-20　显露右主支气管管口
1. 气管
2. 气管插管套囊
3. 右侧主支气管管口

切断右主支气管后，左侧支气管可充分显露。沿左侧支气管右侧壁可充分清扫左右支气管夹角之间的隆突下淋巴结。（图 10-21、图 10-22）

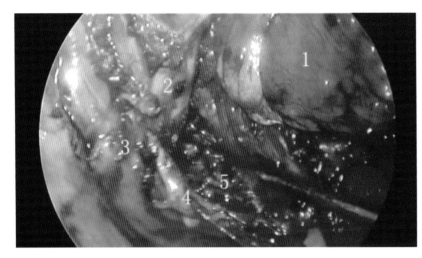

图 10-21　向下清扫隆突下淋巴结
1. 右肺上叶
2. 左主支气管
3. 食管
4. 右侧迷走神经
5. 隆突下淋巴结

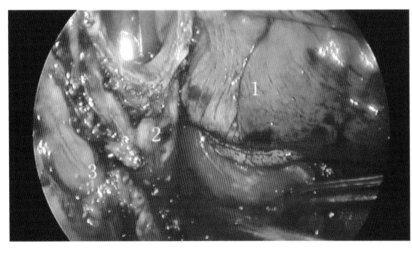

图 10-22　清扫完毕
1. 右肺上叶
2. 左主支气管
3. 食管

于膈肌上方切断右侧下肺韧带（图 10-23）。

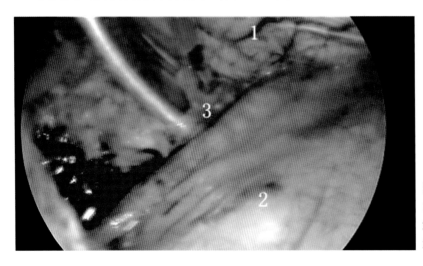

图 10-23　切断右侧下肺韧带
1. 右侧膈肌
2. 下腔静脉
3. 右侧下肺韧带

清扫下肺韧带淋巴结（图 10-24），下肺韧带切断后，下叶活动度增加，可减轻调和时的张力。

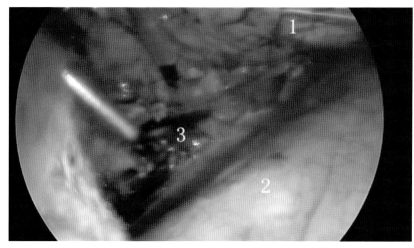

图 10-24　清扫下肺韧带淋巴结
1. 右侧膈肌
2. 下腔静脉
3. 右侧下肺韧带

打开叶间裂（图 10-25），显露叶间动脉（10-26）。

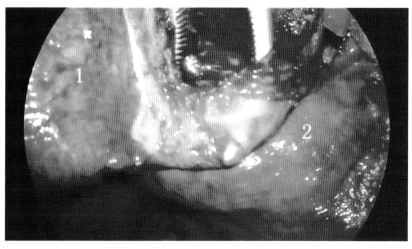

图 10-25　打开叶间裂
1. 右肺上叶
2. 右肺下叶

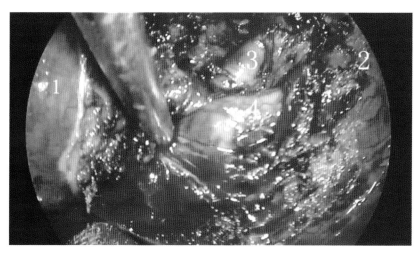

图 10-26　显露叶间动脉
1. 右肺上叶
2. 右肺下叶
3. 中叶动脉
4. 下叶动脉

游离肺动脉各支（图10-27），显示肿瘤侵及肺动脉叶间干，确定行支气管、肺动脉双袖状切除术。

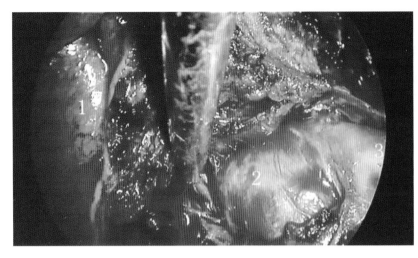

图 10-27　游离肺动脉各支
1. 右肺上叶
2. 肺动脉叶间干
3. 下叶动脉

沿肺动脉干向下清扫，游离右肺上叶动脉尖前支。（图10-28、图10-29）

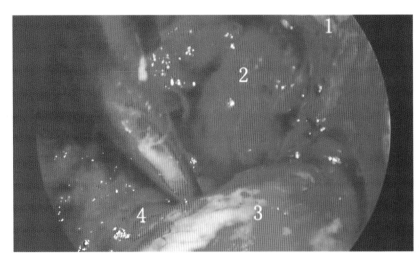

图 10-28　显露右肺上叶动脉尖前支
1. 上腔静脉
2. 主动脉弓
3. 右肺动脉干
4. 右肺上叶动脉尖前支

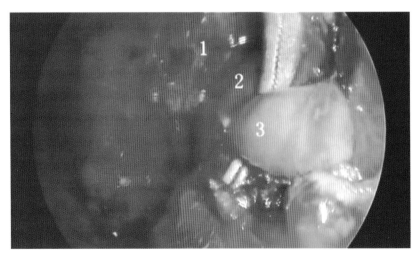

图 10-29　游离右肺上叶动脉尖前支
1. 上腔静脉
2. 右肺动脉干
3. 右肺上叶动脉尖前支

结扎、切断右肺上叶动脉尖前支，显露右肺上叶动脉尖前支断端（图10-30）。

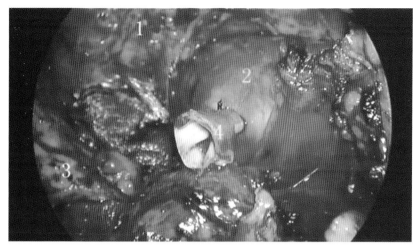

图 10-30　显露右肺上叶动脉尖前
　　　　　　支断端
1. 上腔静脉
2. 右肺动脉干
3. 气管
4. 右肺上叶动脉尖前支

继续沿肺动脉叶间干向下清扫，游离右肺动脉后支（图10-31）。

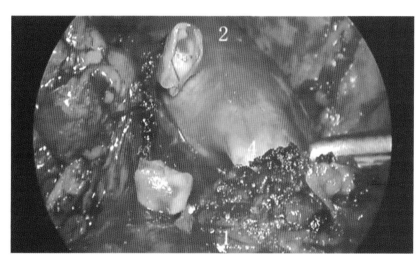

图 10-31　游离右肺动脉后支
1. 右肺上叶
2. 右肺动脉干
3. 右肺动脉尖前支
4. 右肺动脉后支

后支动脉距离肿瘤较近，用无创血管钳于根部钳夹右肺动脉后支（图10-32）。

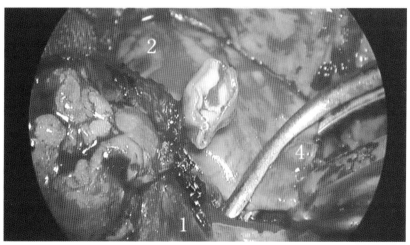

图 10-32　钳夹右肺动脉后支
1. 右肺上叶
2. 右肺动脉干
3. 右肺动脉尖前支
4. 右肺动脉后支

使用无创不吸收缝线缝合右肺动脉后支残端（图10-33）。

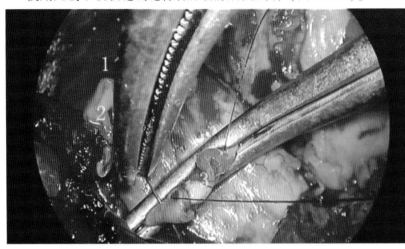

图 10-33　缝合右肺动脉后支残端

1. 右肺动脉干
2. 右肺动脉尖前支
3. 右肺动脉后支

切断右肺动脉后支后，肺动脉叶间干前方的上肺静脉即可较容易游离，向下清扫上肺静脉周围的淋巴结，结扎、切断上肺静脉（图10-34）。

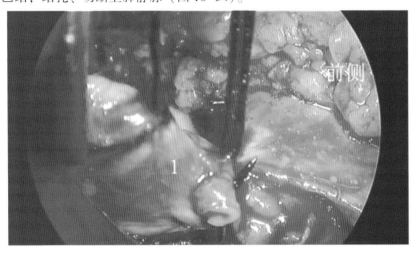

图 10-34　结扎、切断右侧上肺静脉

1. 右侧上肺静脉

游离、阻断右肺中叶动脉（图10-35）和右肺下叶动脉（图10-36、图10-37）。中叶肺动脉与下叶动脉压力都相对较低，丝线缠绕提拉即可获得满意的阻断效果，而且腔镜下空间有限，此法占用空间少，比较实用。

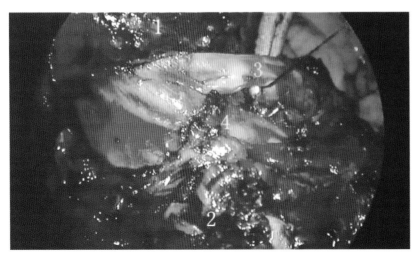

图 10-35　游离、阻断右肺中叶动脉

1. 右肺上叶
2. 右肺下叶
3. 中叶动脉
4. 下叶动脉

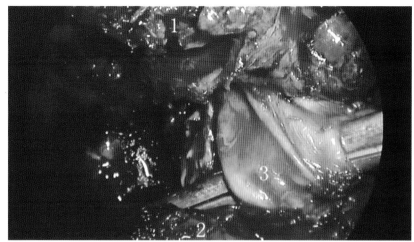

图 10-36　游离右肺下叶动脉

1. 右肺上叶
2. 右肺下叶
3. 下叶动脉

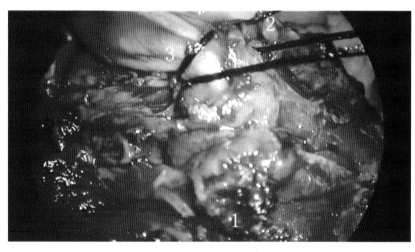

图 10-37　用丝线阻断右肺下叶动脉

1. 右肺下叶
2. 中叶动脉
3. 下叶动脉

使用"哈巴狗"血管阻断钳阻断右肺动脉干。腔镜下肺动脉干的阻断应确实可靠，丝线和阻断钳双重应用（图 10-38），比较安全。

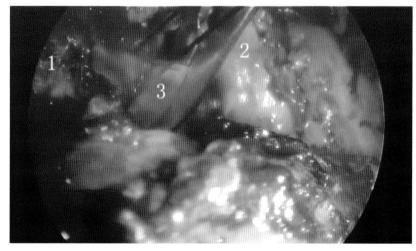

图 10-38　双重阻断右肺动脉干

1. 右肺上叶
2. 上腔静脉
3. 右肺动脉干

在中叶动脉和下叶动脉起始部切断右肺动脉叶间干（图10-39）。切断血管时应留有一定的安全距离，切断后应和支气管残端一起送快速病理检查。

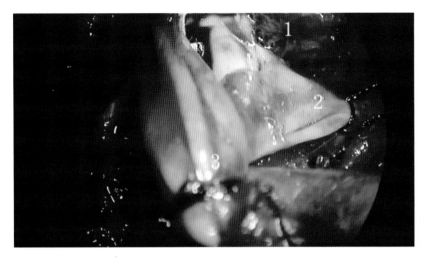

图 10-39　切断右肺动脉叶间干

1. 右肺上叶
2. 中叶动脉
3. 下叶动脉

显露右肺中间段支气管远端（图10-40），于右肺中、下叶支气管开口上方袖状切除中间段支气管（图10-41）。

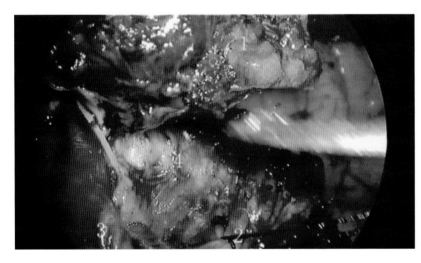

图 10-40　显露右肺中间段支气管
　　　　　　远端

1. 右肺上叶
2. 中叶动脉
3. 下叶动脉
4. 右肺中叶支气管

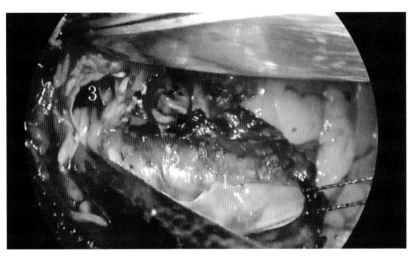

图 10-41　显露右肺中间段支气管
　　　　　　近心端残端

1. 中叶动脉
2. 右肺中叶支气管
3. 右肺中间段支气管近心端残端

于右肺上叶动脉前干以远切断右肺动脉干，显露右肺动脉干断端（图10-42）。确定切除肺动脉的长度需要丰富的临床经验，若估计需要切除较长的肺动脉。

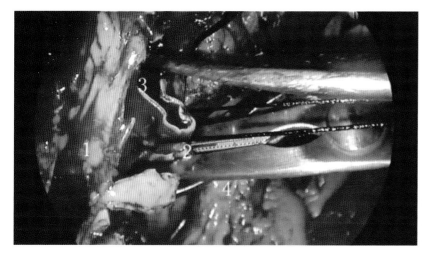

图10-42　显露右肺动脉干断端

1. 支气管残端
2. 右肺动脉干近心端
3. 右肺动脉干远心端
4. 上腔静脉

　　清扫右肺叶间淋巴结（图10-43），与上方清扫的淋巴组织相连续，清扫后与标本一起去除，完成肿瘤的 en-bloc 切除（图10-44）。

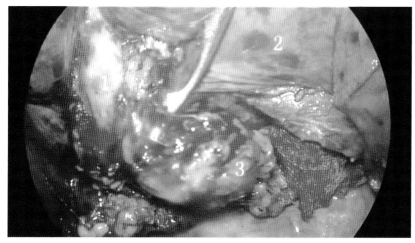

图10-43　清扫右肺叶间淋巴结

1. 右肺下叶支气管
2. 右肺下叶
3. 叶间淋巴结及下肺韧带淋巴结

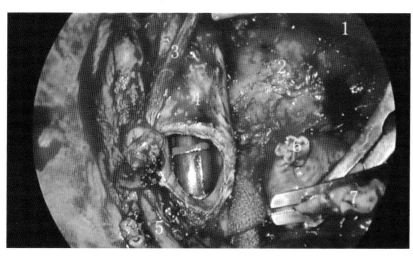

图10-44　右肺上叶切除后

1. 上腔静脉
2. 主动脉弓
3. 右侧迷走神经
4. 气管
5. 食管
6. 右肺上叶动脉前干
7. 右肺动脉叶间干残端

　　行右侧主支气管与右侧中间段支气管连续吻合（图10-45）。吻合建议用 PDS 缝线，因其比较光滑，容易拉紧。如图10-46~图10-48所示，支气管吻合完毕。胸腔镜下吻合时，因为空间狭小，进针和出针的角度受限，所以可选用不同的夹持缝针的方法，也可调整缝针的弧度以利于吻合。

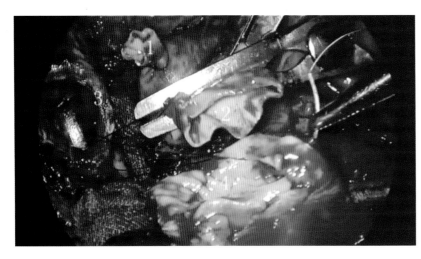

图 10-45　支气管吻合
1. 右肺上叶动脉尖前支
2. 右肺动脉叶间干
3. 右侧主支气管近端残端
4. 右侧中间段支气管近端残端

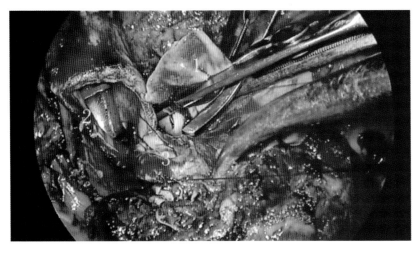

图 10-46　下壁吻合完毕
1. 右肺动脉叶间干
2. 右侧主支气管近端残端
3. 右侧中间段支气管近端

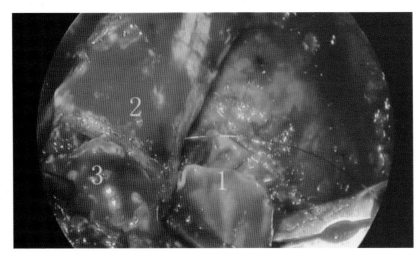

图 10-47　前壁及后壁吻合完毕
1. 右肺动脉叶间干
2. 右侧主支气管近端残端
3. 右侧中间段支气管近端

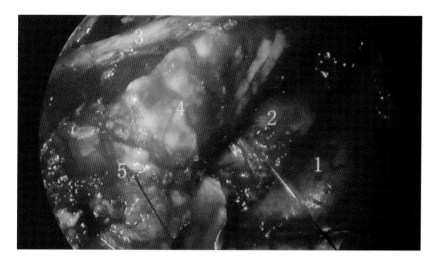

图 10-48　吻合完毕
1. 上腔静脉
2. 主动脉弓
3. 右侧迷走神经
4. 右侧主支气管近端残端
5. 右侧中间段支气管近端

行肺动脉叶间干端端连续吻合（图 10-49～图 10-52）。血管吻合时，要注意吻合的合适宽度，吻合过程中注意肝素的应用。最后缝合前，注意排出动脉血管中的空气，以防栓子形成。

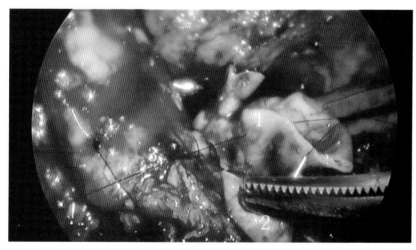

图 10-49　行肺动脉叶间干端端连续吻合
1. 右肺动脉叶间干近心端
2. 右肺动脉叶间干远心端
3. 支气管吻合口

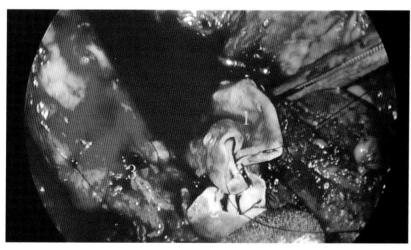

图 10-50　吻合下壁
1. 右肺动脉叶间干近心端
2. 右肺动脉叶间干远心端
3. 支气管吻合口

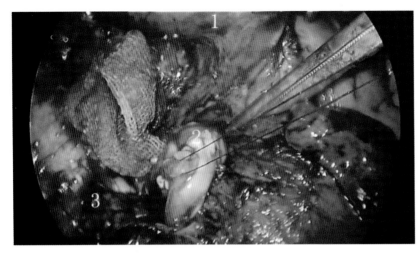

图 10-51　吻合完毕
1. 上腔静脉
2. 肺动脉吻合口
3. 支气管吻合口

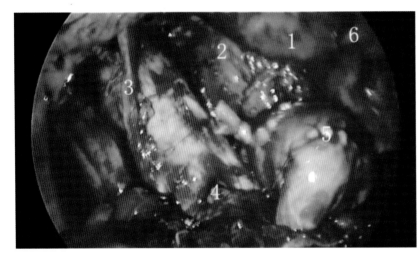

图 10-52　右肺上叶双袖切除，支
　　　　　气管、肺动脉吻合后
1. 上腔静脉
2. 主动脉弓
3. 右侧迷走神经
4. 支气管吻合口
5. 肺动脉吻合口
6. 奇静脉残端

游离胸腺及心包脂肪垫（图 10-53），将胸腺及心包脂肪垫由上腔静脉后方拉至两个吻合口之间（图 10-54）。

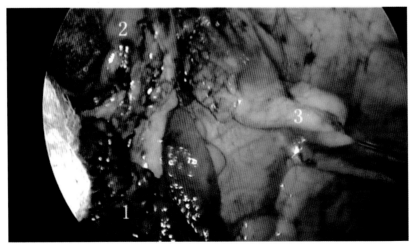

图 10-53　游离胸腺及心包脂肪垫
1. 右肺下叶
2. 上腔静脉
3. 心包脂肪垫

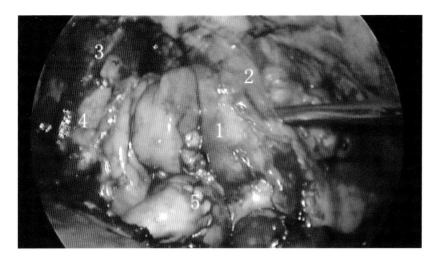

图 10-54　调整胸腺及心包脂肪垫
　　　　　位置
1. 上腔静脉
2. 右侧膈神经
3. 右侧迷走神经
4. 气管
5. 右肺动脉吻合口

用胸膜及脂肪包埋支气管吻合口（图 10-55）。

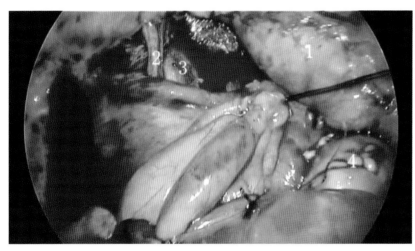

图 10-55　包埋支气管吻合口
1. 上腔静脉
2. 右侧迷走神经
3. 气管
4. 右肺动脉吻合口

手术完毕（图 10-56）。

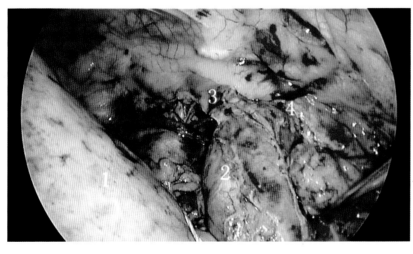

图 10-56　手术完毕
1. 右肺中叶
2. 上腔静脉
3. 右侧无名静脉
4. 左侧无名静脉

　　胸腔镜下双袖切除需要较高的吻合技术，应先吻合支气管，这样可以减少吻合血管时的张力。血管吻合时要有良好的空间解剖概念，以防血管扭转。

【小结】

en-bloc 切除被认为是比较符合肿瘤学治疗原则的一种手术方法。本例手术由上纵隔淋巴结清扫开始，沿上腔静脉后缘向上清扫显露右侧无名静脉，清扫无名静脉上、下方的淋巴结和喉返神经前后清扫相延续。后向下清扫至右肺动脉干上方和右主支气管上方，与下面的隆突下和肺门的清扫相延续。后方切断右主支气管后，向下延续清扫隆突下淋巴结。

下方由下肺韧带开始清扫，向上清扫至叶间淋巴结，由叶间裂右肺中、下叶上缘开始游离，左肺动脉叶间干及叶间动脉各分支前方切断肺动脉前干后，向下延续清扫肺门淋巴结。结扎、切断上肺静脉有助于充分游离右肺动脉干。

分别阻断叶间动脉中、下叶动脉分支和右肺动脉干，切断肺动脉干和叶间干，完成肺动脉袖状切除。切断肺动脉后即可显露其后下方的中间段支气管，在中、下叶开口上方予以切断，将叶间淋巴结向上清扫和隆突下的清扫连续，完成 en-bloc 切除。

第十一章　左肺下叶切除

相对于左肺上叶，左肺下叶的血管变异较少，左肺下叶切除是初学者比较偏爱的肺切除术。中国人往往有钙化的淋巴结与周围的血管和支气管粘连，给手术造成困难。本章采用 Endo-GIA 切断支气管的方法进行肺切除术，以期和前面的手术方法提供对比，并展示术中对于钙化淋巴结的处理，希望对读者有所裨益。

【手术步骤】

于左侧腋前线与腋中线之间第 4 肋间取 3~4 cm 的切口。（图 11-1）

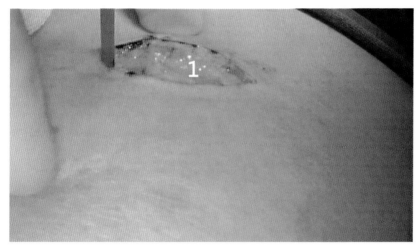

图 11-1　选择切口
1. 操作孔切口

切开皮下结缔组织、肌肉组织及胸膜，进入胸腔。（图 11-2）

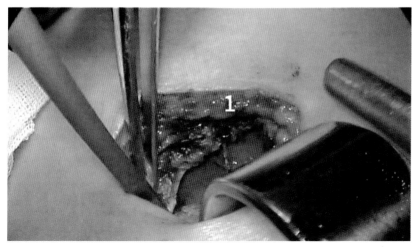

图 11-2　逐层切开
1. 操作孔切口

如图 11-3 放置切口保护套。

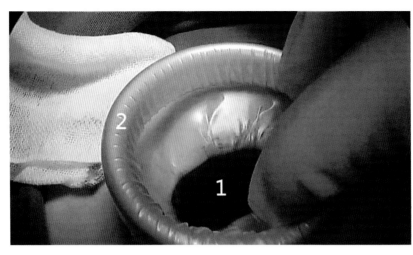

图 11-3　切口保护套
1. 操作孔
2. 切口套

于腋后线第 6 肋间切开，放置胸腔镜。（图 11-4）

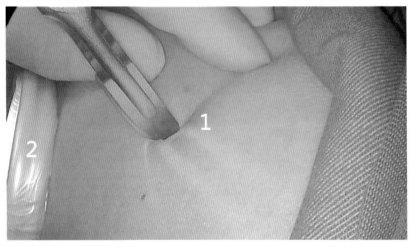

图 11-4　放置胸腔镜
1. 腔镜孔切口
2. 切口套

显示左肺下叶的肿瘤（图 11-5）。

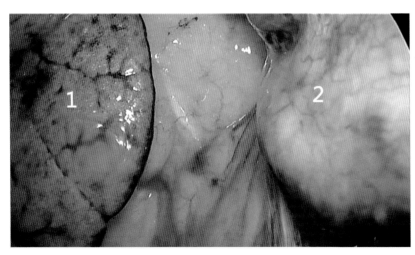

图 11-5　显示左肺下叶肿瘤
1. 左肺上叶
2. 左肺下叶

分离左肺下叶与周围的粘连，显露下肺韧带。（图 11-6）

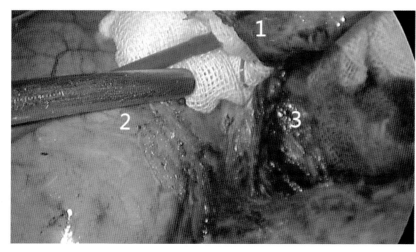

图 11-6　显露下肺韧带
1. 左肺下叶
2. 心包
3. 胸主动脉

切开下肺韧带至下肺静脉水平（图 11-7）。

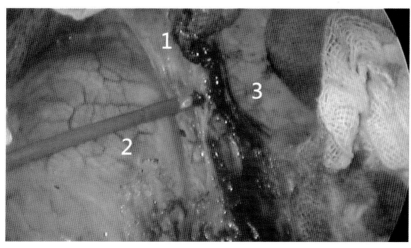

图 11-7　切开下肺韧带
1. 下肺韧带
2. 心包
3. 胸主动脉

　　将左肺下叶压向后方，切开叶间裂（图 11-8）。由肺根部开始分离叶间裂，最下方的是支气管，支气管上方是叶间动脉。

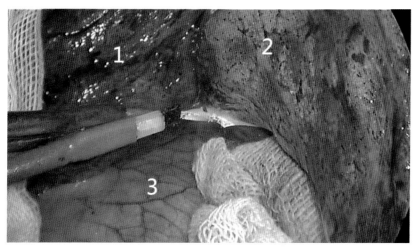

图 11-8　切开叶间裂
1. 左肺上叶
2. 左肺下叶
3. 心包

向后方切开叶间裂，显露叶间淋巴结（图11-9）。叶间淋巴结后方即支气管和叶间动脉。

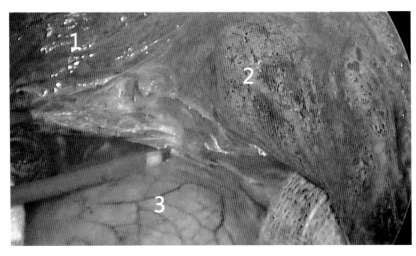

图11-9 显露叶间淋巴结
1. 左肺上叶
2. 左肺下叶
3. 心包

显露左肺下叶基底干动脉（图11-10），向下切开肺门前方的纵隔胸膜（图11-11），显露下肺静脉前方。

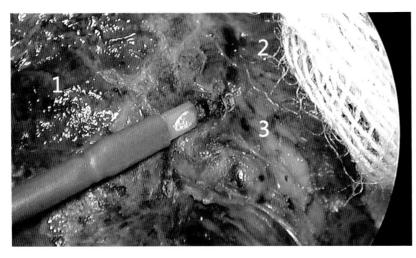

图11-10 显露左肺下叶基底干动脉
1. 左肺上叶
2. 左肺下叶
3. 左肺下叶基底干动脉

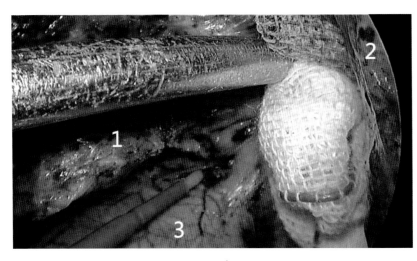

图11-11 切开纵隔胸膜
1. 左肺上叶
2. 左肺下叶
3. 心包

分离下肺静脉前方（图 11-12）。

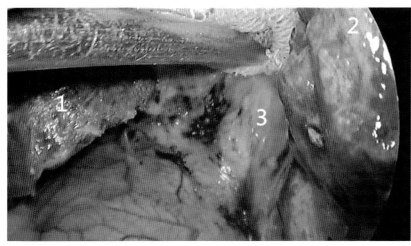

图 11-12　显露下肺静脉
1. 左肺上叶
2. 左肺下叶
3. 下肺静脉

清扫下肺静脉前方的淋巴和脂肪组织（图 11-13）。

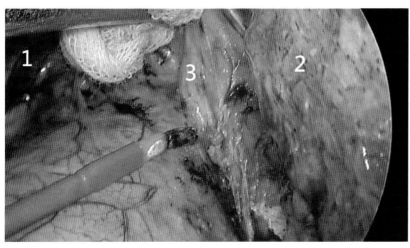

图 11-13　清扫淋巴和脂肪组织
1. 左肺上叶
2. 左肺下叶
3. 下肺静脉

将左肺下叶压向前方，打开后纵隔胸膜。（图 11-14、图 11-15）

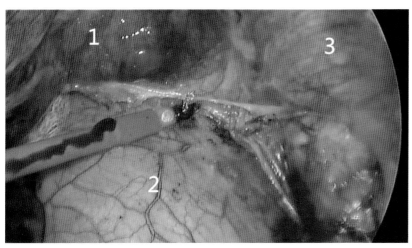

图 11-14　打开后纵隔胸膜
1. 左肺下叶
2. 心包
3. 胸主动脉

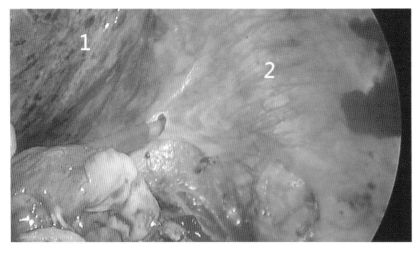

图 11-15　向上打开纵隔胸膜
1. 左肺下叶
2. 胸主动脉

继续向上打开纵隔胸膜，向左下肺方向清扫淋巴和脂肪组织，显露左主支气管。（图 11-16）

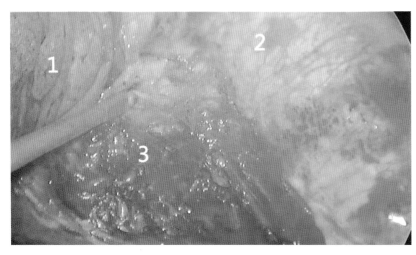

图 11-16　显露左主支气管
1. 左肺下叶
2. 胸主动脉
3. 左主支气管

于左肺上叶下缘向后分离叶间淋巴结（图 11-17~图 11-19），于左肺上叶舌段动脉后方分离叶间淋巴结（图 11-20）。

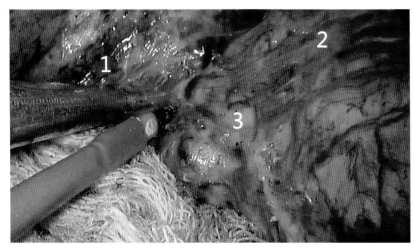

图 11-17　分离叶间淋巴结第一步
1. 左肺上叶
2. 左肺下叶
3. 左肺下叶动脉

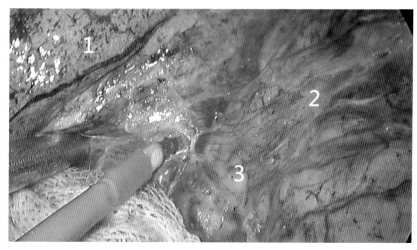

图 11-18　分离叶间淋巴结第二步

1. 左肺上叶
2. 左肺下叶
3. 左肺下叶动脉

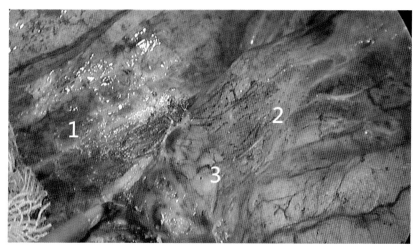

图 11-19　显露左肺上叶舌段动脉

1. 左肺上叶
2. 左肺下叶
3. 左肺下叶动脉

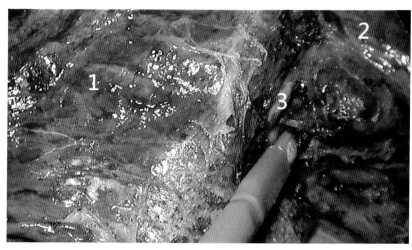

图 11-20　分离叶间淋巴结第三步

1. 左肺上叶
2. 左肺下叶
3. 左肺上叶舌段动脉

显露左肺上叶支气管（图 11-21）。

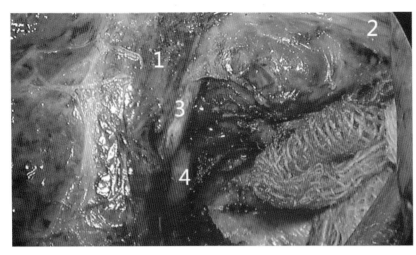

图 11-21 显露左肺上叶支气管
1. 左肺上叶
2. 左肺下叶
3. 左肺上叶舌段动脉
4. 左肺上叶支气管

于主动脉前方打开后方叶间裂（图 11-22），钙化的叶间淋巴结于左肺动脉叶间干上方，粘连严重，难以分离（图 11-23）。

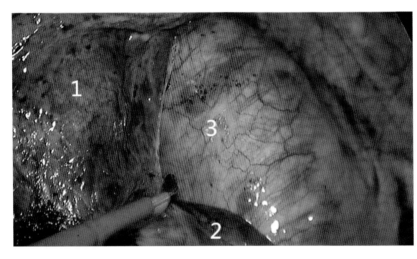

图 11-22 于主动脉前方打开后方叶间裂
1. 左肺上叶
2. 左肺下叶
3. 胸主动脉

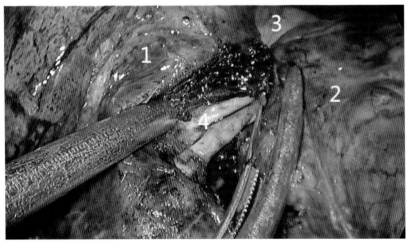

图 11-23 叶间淋巴结粘连严重
1. 左肺上叶
2. 左肺下叶
3. 胸主动脉

切除部分叶间淋巴结送快速冰冻病理检查（图11-24），显示钙化淋巴结，未见肿瘤细胞。

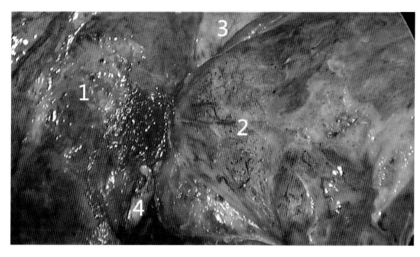

图 11-24 切除叶间淋巴结送病理
检查

1. 左肺上叶
2. 左肺下叶
3. 胸主动脉
4. 左肺上叶舌段动脉

分离下肺静脉周围的淋巴和脂肪组织，充分游离下肺静脉（图11-25）。

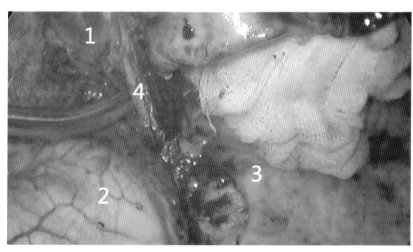

图 11-25 游离下肺静脉

1. 左肺下叶
2. 心包
3. 胸主动脉
4. 下肺静脉

用 Endo-GIA 切断下肺静脉（图11-26）。

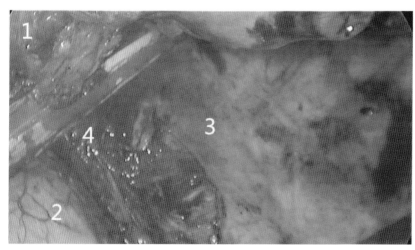

图 11-26 切断下肺静脉

1. 左肺下叶
2. 心包
3. 胸主动脉
4. 下肺静脉

切断下肺静脉后，将左肺下叶向后上方牵拉，可暴露叶间动脉的下方。沿左肺上叶舌段动脉下方向后分离淋巴和脂肪组织。（图 11-27）

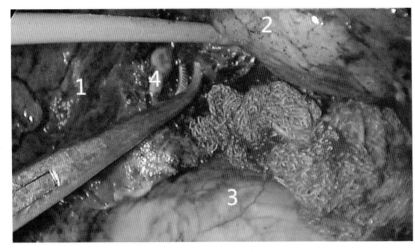

图 11-27　分离左肺上叶舌段动脉
　　　　　后的淋巴和脂肪组织
1. 左肺上叶
2. 左肺下叶
3. 心包
4. 左肺上叶舌段动脉

显露、游离左肺下叶支气管。（图 11-28~图 11-31）

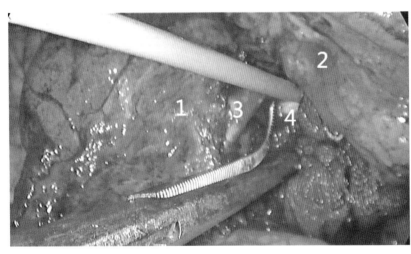

图 11-28　显露左肺下叶支气管
1. 左肺上叶
2. 左肺下叶
3. 左肺上叶舌段动脉
4. 左肺下叶支气管

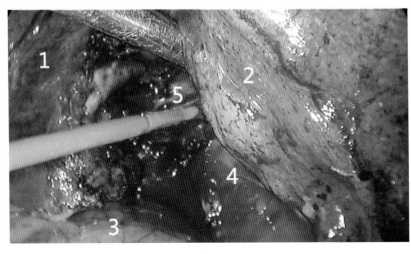

图 11-29　向后上方游离左肺下叶
　　　　　支气管
1. 左肺上叶
2. 左肺下叶
3. 心包
4. 胸主动脉
5. 左肺下叶支气管

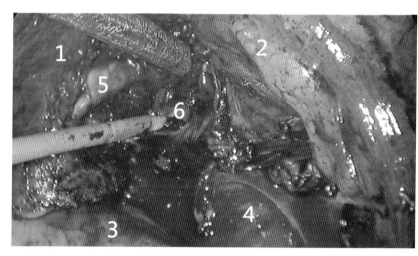

图 11-30 游离左肺下叶支气管前
下方
1. 左肺上叶
2. 左肺下叶
3. 心包
4. 胸主动脉
5. 左肺上叶舌段动脉
6. 左肺下叶支气管

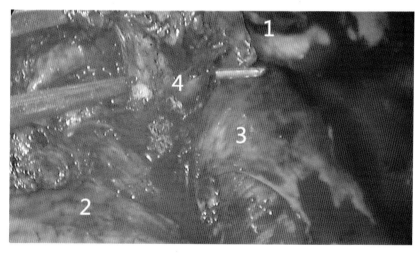

图 11-31 充分游离左肺下叶支气管
1. 左肺下叶
2. 心包
3. 胸主动脉
4. 左肺下叶支气管

尽量靠近根部用 Endo-GIA 切断左肺下叶支气管。(图 11-32、图 11-33)

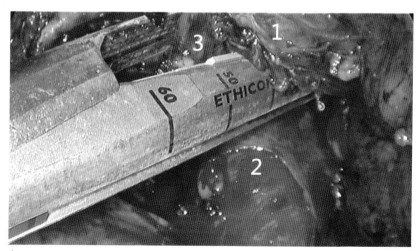

图 11-32 切断左肺下叶支气管
1. 左肺上叶
2. 胸主动脉
3. 左肺下叶支气管

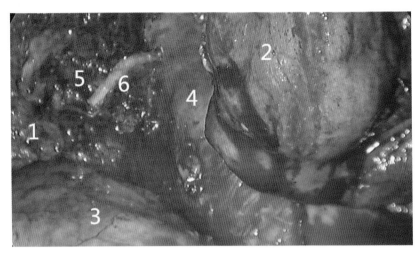

图 11-33　左肺下叶支气管切断后
1. 左肺上叶
2. 左肺下叶
3. 心包
4. 胸主动脉
5. 左肺上叶支气管
6. 左肺下叶支气管

　　支气管切断后，肺动脉叶间干下方和后方可充分显露。沿左肺上叶舌段动脉向后方清扫淋巴和脂肪组织。（图 11-34）

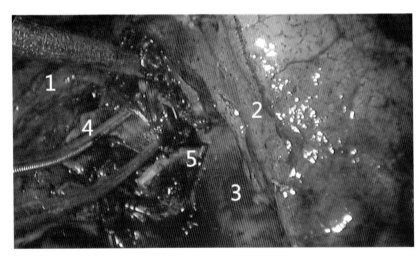

图 11-34　清扫左肺上叶舌段动脉后方的淋巴和脂肪组织
1. 左肺上叶
2. 左肺下叶
3. 胸主动脉
4. 左肺上叶舌段动脉
5. 左肺下叶支气管残端

　　显露左肺动脉叶间干（图 11-35），分离左肺动脉叶间干后方的淋巴和脂肪组织。

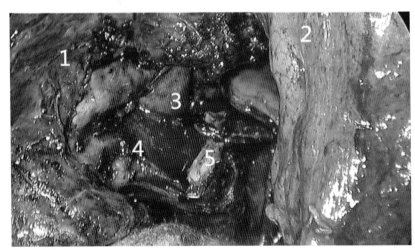

图 11-35　显露左肺动脉叶间干
1. 左肺上叶
2. 左肺下叶
3. 左肺动脉叶间干
4. 左肺上叶支气管
5. 左肺下叶支气管残端

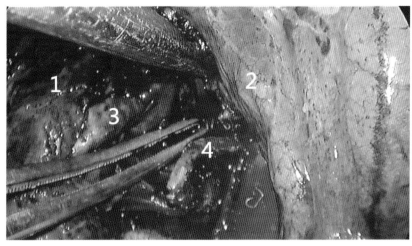

图 11-36　分离左肺动脉叶间干后
　　　　　方的淋巴和脂肪组织

1. 左肺上叶
2. 左肺下叶
3. 左肺上叶舌段动脉
4. 左肺下叶支气管残端

将左肺下叶支气管残端压向前方，清扫肺门后方淋巴结。（图 11-37）

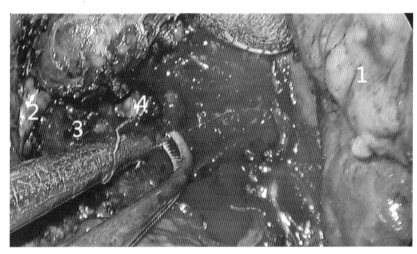

图 11-37　清扫肺门后方淋巴结

1. 左肺下叶
2. 左肺上叶舌段动脉
3. 左肺上叶支气管
4. 肺门后方淋巴结

肺门后方淋巴结与左主支气管膜部粘连严重，分离过程中造成了膜部损伤。（图 11-38）

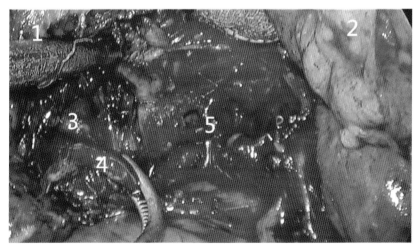

图 11-38　左主支气管膜部损伤

1. 左肺上叶
2. 左肺下叶
3. 左肺上叶支气管
4. 左肺下叶支气管残端
5. 左主支气管膜部

游离、切断左侧支气管动脉（图 11-39），锐性分离肺门后方淋巴结（图 11-40）。由于淋巴结与血管关系密切，使用电刀分离容易损伤动脉，因此使用剪刀锐性分离。由于腔镜具有放大作用，腔镜下锐性分离相对安全。

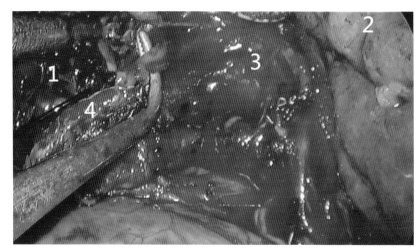

图 11-39　游离、切断左侧支气管
　　　　　　动脉
1. 左肺上叶
2. 左肺下叶
3. 胸主动脉
4. 左肺下叶支气管残端

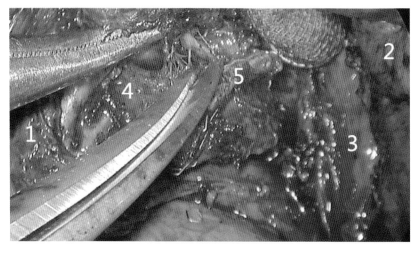

图 11-40　锐性分离肺门后方淋巴结
1. 左肺上叶
2. 左肺下叶
3. 胸主动脉
4. 左肺上叶支气管
5. 左肺下叶支气管残端

完全游离肺门后方（图 11-41），显露左肺下叶基底干动脉（图 11-42）。

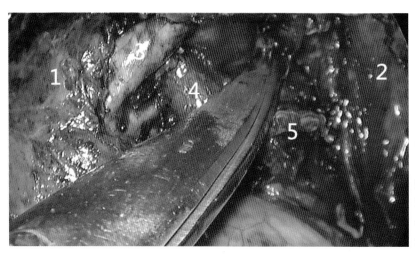

图 11-41　完全游离肺门后方
1. 左肺上叶
2. 胸主动脉
3. 左肺上叶舌段动脉
4. 左肺上叶支气管
5. 左肺下叶支气管残端

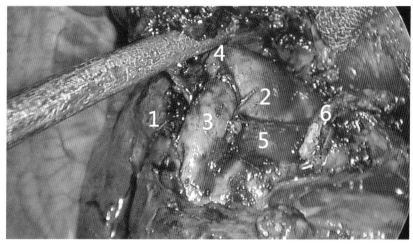

图 11-42 显露左肺下叶基底干动脉
1. 左肺上叶
2. 胸主动脉
3. 左肺上叶舌段动脉
4. 左肺下叶基底干动脉
5. 左肺上叶支气管
6. 左肺下叶支气管残端

向前缝合、牵拉左肺下叶支气管残端（图 11-43）。

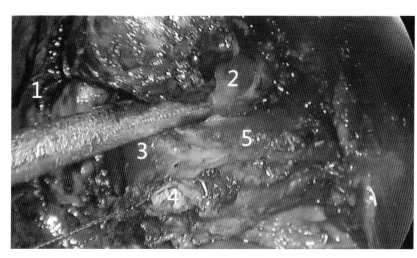

图 11-43 缝合、牵拉左肺下叶支
气管残端
1. 左肺上叶
2. 左肺动脉叶间干
3. 左肺上叶支气管
4. 左肺下叶支气管残端
5. 左主支气管

使用 3-0 可吸收线 8 字缝合膜部损伤部位。（图 11-44～图 11-46）

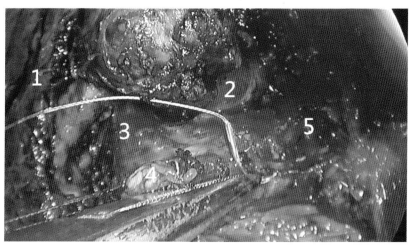

图 11-44 缝合膜部损伤
1. 左肺上叶
2. 左肺动脉叶间干
3. 左肺上叶支气管
4. 左肺下叶支气管残端
5. 左主支气管

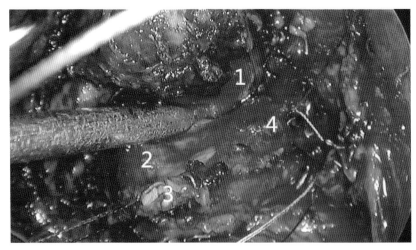

图 11-45　继续缝合
1. 左肺动脉叶间干
2. 左肺上叶支气管
3. 左肺下叶支气管残端
4. 左主支气管

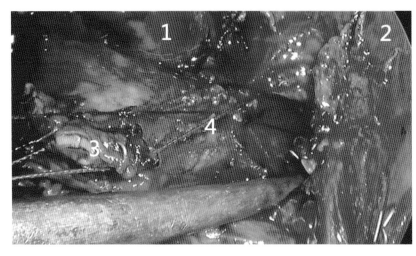

图 11-46　缝合完毕
1. 左肺动脉叶间干
2. 左肺上叶支气管
3. 左肺下叶支气管残端
4. 左主支气管

将左肺上叶压向后方，显露肺门前方（图 11-47）。

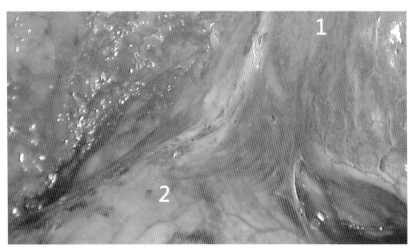

图 11-47　显露肺门前方
1. 左肺上叶
2. 心包

打开肺门前方的纵隔胸膜（图 11-48），显露右肺上叶静脉和左肺动脉干（图 11-49）。

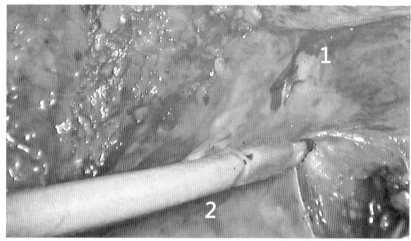

图 11-48 打开纵隔胸膜
1. 左肺上叶
2. 心包

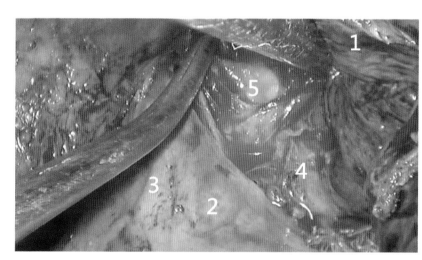

图 11-49 显露左肺上叶静脉和左
　　　　　肺动脉干
1. 左肺上叶
2. 心包
3. 左侧膈神经
4. 左肺上叶静脉
5. 左肺动脉干

游离左肺动脉干（图 11-50、图 11-51），放置左肺动脉干阻断套线（图 11-52、图 11-53）。

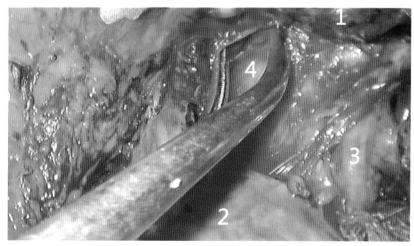

图 11-50 游离左肺动脉干上方
1. 左肺上叶
2. 心包
3. 左肺上叶静脉
4. 左肺动脉干

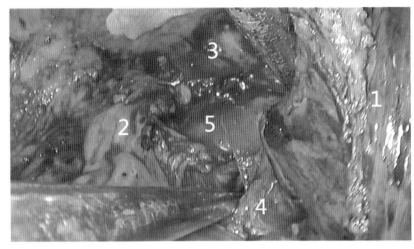

图 11-51　游离左肺动脉干下方
1. 左肺上叶
2. 左侧膈神经
3. 主动脉弓
4. 左肺上叶静脉
5. 左肺动脉干

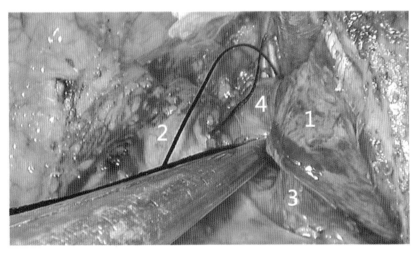

图 11-52　放置左肺动脉干阻断套线
1. 左肺上叶
2. 左侧膈神经
3. 左肺上叶静脉
4. 左肺动脉干

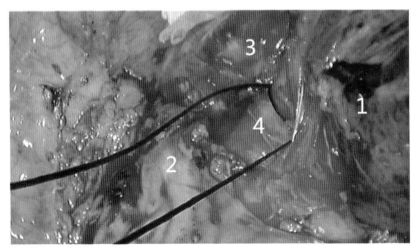

图 11-53　左肺动脉干阻断套线放
　　　　　置完毕
1. 左肺上叶
2. 左侧膈神经
3. 主动脉弓
4. 左肺动脉干

沿左肺上叶舌段动脉上方向后分离，显示钙化淋巴结与血管粘连严重，难以分离（图11-54）。分离前为防止分离造成血管损伤，应先行肺动脉干的游离套线，以便出血时及时阻断。

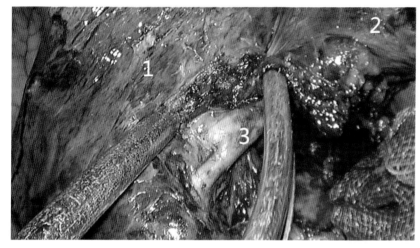

图11-54 淋巴结与血管粘连严重
1. 左肺上叶
2. 左肺下叶
3. 左肺上叶舌段动脉

锐性解剖分离左肺下叶基底干动脉和左肺下叶背段动脉，直至完全分离。（图11-55～图11-58）

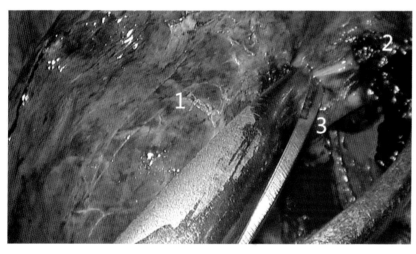

图11-55 锐性解剖分离左肺下叶
　　　　基底干动脉上方
1. 左肺上叶
2. 左肺下叶
3. 左肺下叶基底干动脉

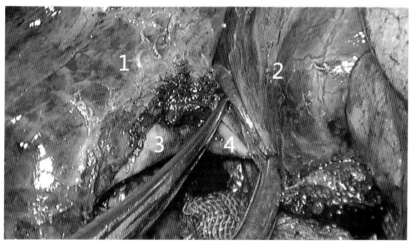

图11-56 继续向后锐性分离左肺
　　　　下叶基底干动脉上方
1. 左肺上叶
2. 左肺下叶
3. 左肺上叶舌段动脉
4. 左肺下叶基底干动脉

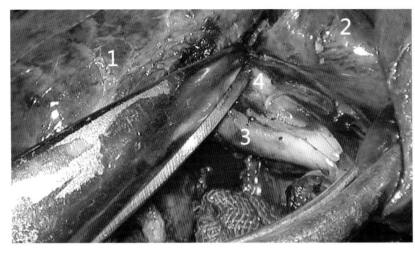

图 11-57　显露左肺下叶背段动脉
1. 左肺上叶
2. 左肺下叶
3. 左肺下叶基底干动脉
4. 左肺下叶背段动脉

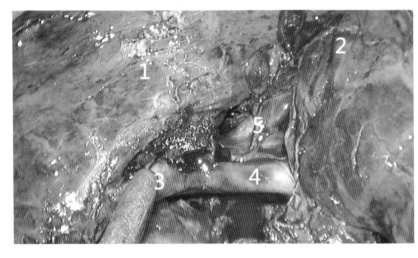

图 11-58　完全游离左肺下叶基底
　　　　　干动脉和左肺下叶背段
　　　　　动脉上方
1. 左肺上叶
2. 左肺下叶
3. 左肺上叶舌段动脉
4. 左肺下叶基底干动脉
5. 左肺下叶背段动脉

阻断左肺动脉叶间干（图 11-59），切断左肺下叶基底干动脉和左肺下叶背段动脉（图 11-60、图 11-61）。

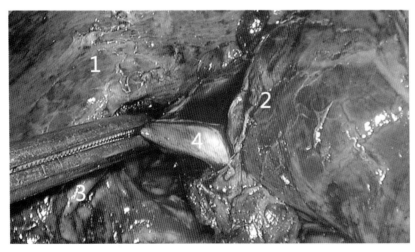

图 11-59　阻断左肺动脉叶间干
1. 左肺上叶
2. 左肺下叶
3. 左肺上叶舌段动脉
4. 左肺下叶基底干动脉

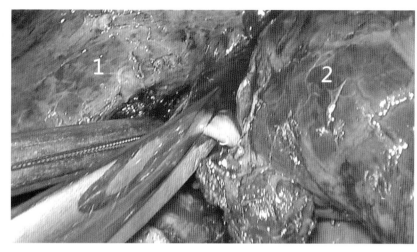

图 11-60　切断左肺下叶基底干动
　　　　　脉和左肺下叶背段动脉

1. 左肺上叶
2. 左肺下叶
3. 左肺下叶基底干动脉

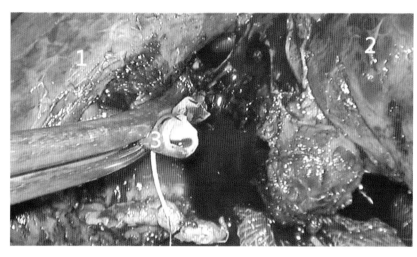

图 11-61　显露左肺下叶基底干动
　　　　　脉残端

1. 左肺上叶
2. 左肺下叶
3. 左肺下叶基底干动脉残端

使用 Proline 线连续缝合左肺下叶基底干动脉和背段动脉残端。（图 11-62、图 11-63）

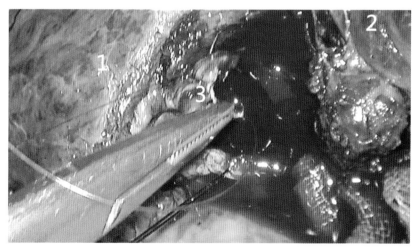

图 11-62　缝合左肺下叶基底干动
　　　　　脉和背段动脉残端

1. 左肺上叶
2. 左肺下叶
3. 左肺下叶基底干动脉残端

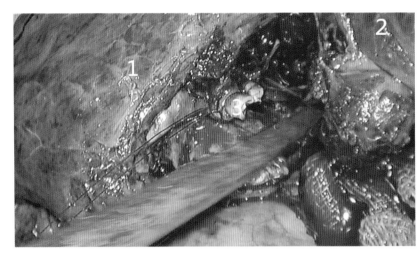

图 11-63　左肺下叶基底干动脉和
　　　　　背段动脉残端缝合完毕

1. 左肺上叶
2. 左肺下叶
3. 左肺下叶基底干动脉残端

向后切断叶间裂（图 11-64），用标本袋取出标本（图 11-65、图 11-66）。

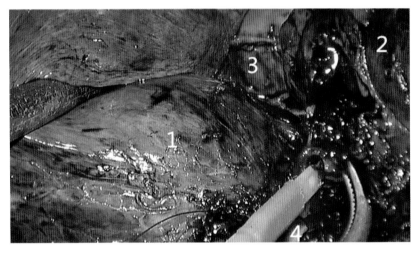

图 11-64　向后切断叶间裂

1. 左肺上叶
2. 左肺下叶
3. 胸主动脉
4. 左肺下叶动脉残端

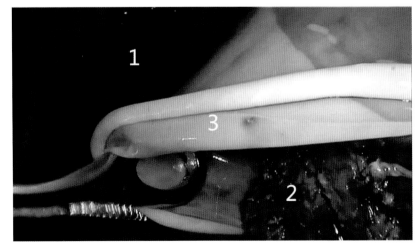

图 11-65　将标本装入标本袋

1. 左肺上叶
2. 左肺下叶标本
3. 标本袋

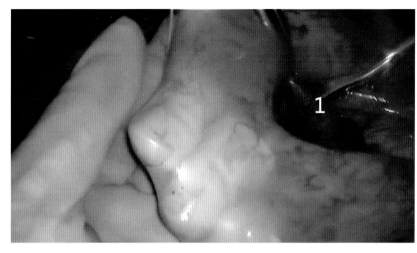

图 11-66　体外取出标本

1. 左肺下叶标本

使用丝线缝合心包（图 11-67）。

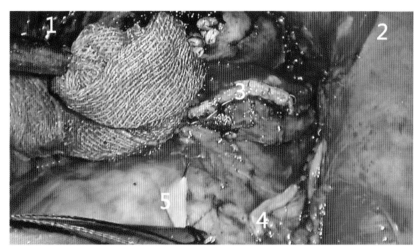

图 11-67　缝合心包

1. 左肺上叶
2. 胸主动脉
3. 左肺下叶支气管残端
4. 左肺下叶静脉残端
5. 心包

向前牵拉心包，暴露后纵隔（图 11-68）。

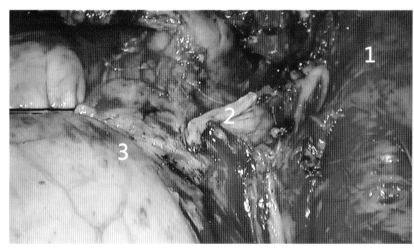

图 11-68　暴露后纵隔

1. 胸主动脉
2. 左肺下叶静脉残端
3. 心包

向上清扫后纵隔淋巴和脂肪组织（图 11-69）。

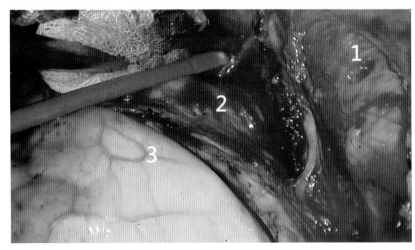

图 11-69　向上清扫后纵隔淋巴和
脂肪组织
1. 胸主动脉
2. 右侧下肺静脉
3. 心包

清扫隆突下淋巴结，显露右主支气管（图 11-70）。

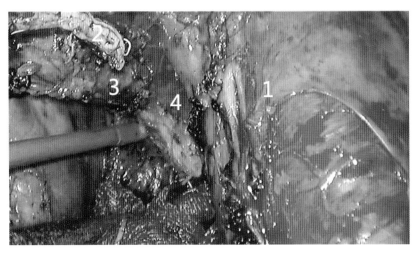

图 11-70　显露右主支气管
1. 胸主动脉
2. 左肺下叶静脉残端
3. 左主支气管
4. 右主支气管

沿右主支气管向下清扫隆突下淋巴结。（图 11-71、图 11-72）

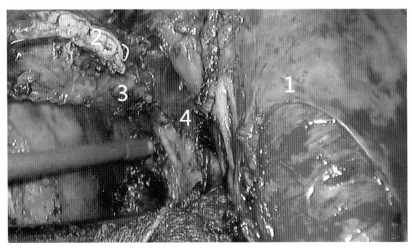

图 11-71　清扫隆突下淋巴结第一步
1. 胸主动脉
2. 左肺下叶静脉残端
3. 左主支气管
4. 右主支气管

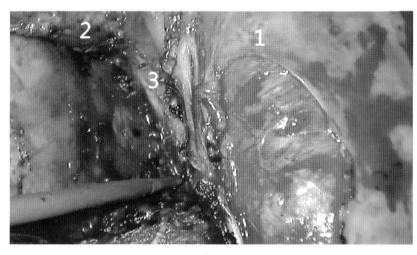

图 11-72　清扫隆突下淋巴结第二步
1. 胸主动脉
2. 左主支气管
3. 右主支气管

清扫右侧肺门淋巴结，显露右侧中间段支气管。（图 11-73）

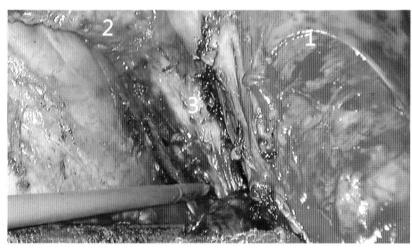

图 11-73　显露右侧中间段支气管
1. 胸主动脉
2. 左主支气管
3. 右主支气管

于右侧下肺静脉上方向上分离淋巴和脂肪组织，予以整块切除。（图 11-74）

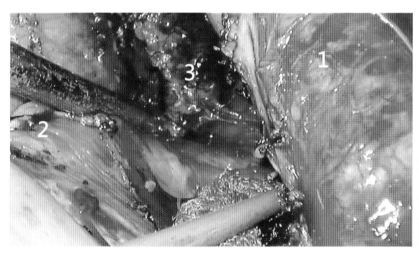

图 11-74　分离、切除右侧下肺静脉
　　　　　　上方的淋巴和脂肪组织
1. 胸主动脉
2. 左侧下肺静脉残端
3. 淋巴和脂肪组织

后纵隔、隆突下、右侧下肺静脉上方的淋巴和脂肪组织清扫完毕。（图 11-75、图 11-76）

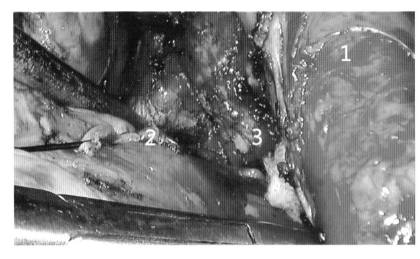

图 11-75　清扫完毕

1. 胸主动脉
2. 左侧下肺静脉残端
3. 右侧中间段支气管

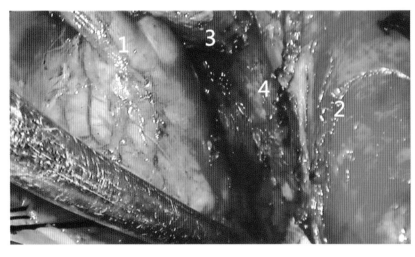

图 11-76　清扫完毕

1. 左肺上叶静脉
2. 胸主动脉
3. 左主支气管
4. 右主支气管

将左肺上叶压向后下方，打开膈神经后方的纵隔胸膜。（图 11-77、图 11-78）

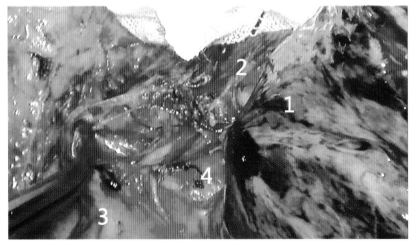

**图 11-77　打开膈神经后方的纵隔
　　　　　胸膜**

1. 左肺上叶
2. 主动脉弓
3. 左侧膈神经
4. 左肺动脉干

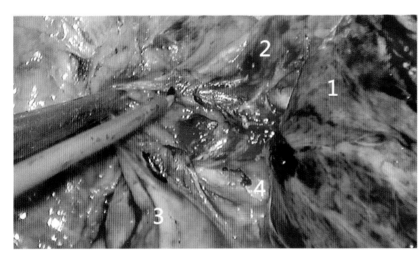

图 11-78　向上打开膈神经后方的
　　　　　纵隔胸膜
1. 左肺上叶
2. 主动脉弓
3. 左侧膈神经
4. 左肺动脉干

　　打开膈神经后方的纵隔胸膜，清扫膈神经后方、主动脉弓前方的淋巴和脂肪组织（图 11-79），清扫主动脉弓前方的淋巴和脂肪组织（图 11-80）。

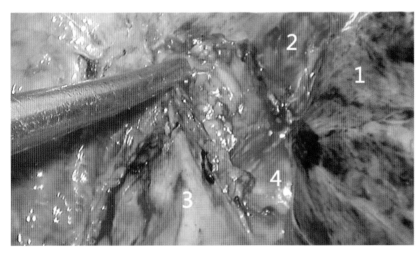

图 11-79　清扫膈神经后方、主动脉
　　　　　弓前方的淋巴和脂肪组织
1. 左肺上叶
2. 主动脉弓
3. 左侧膈神经
4. 左肺动脉干

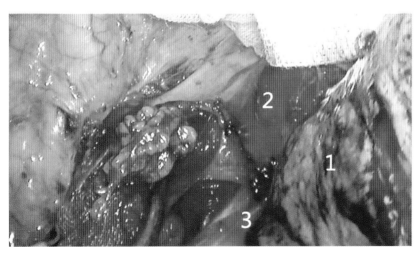

图 11-80　清扫主动脉弓前方的淋
　　　　　巴和脂肪组织
1. 左肺上叶
2. 主动脉弓
3. 左肺动脉干

整块切除膈神经后方和主动脉弓前方的淋巴和脂肪组织。（图 11-81）

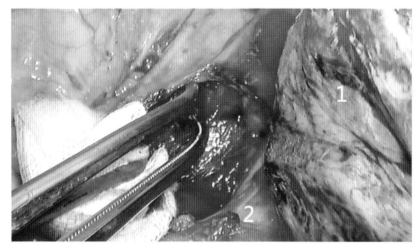

图 11-81　切除膈神经后方和主动脉
　　　　　弓前方的淋巴和脂肪组织
1. 左肺上叶
2. 左肺动脉干

使用 3-0 可吸收线连续缝合左肺下叶支气管残端。（图 11-82、图 11-83）

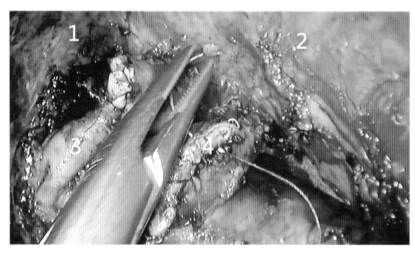

图 11-82　缝合左肺下叶支气管残端
1. 左肺上叶
2. 胸主动脉
3. 左肺上叶舌段动脉
4. 左肺下叶支气管残端

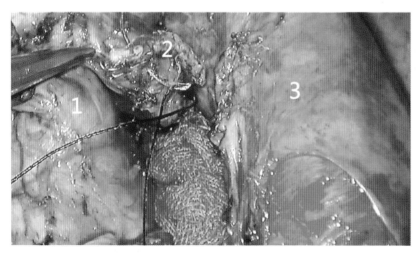

图 11-83　继续缝合
1. 左肺上叶静脉
2. 左肺下叶支气管残端
3. 胸主动脉

用左肺上叶肺组织包埋左肺下叶支气管残端。（图 11-84~图 11-86）

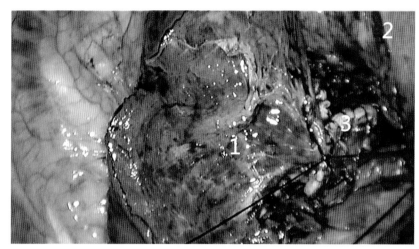

图 11-84 包埋左肺下叶支气管残端

1. 左肺上叶
2. 胸主动脉
3. 左肺下叶支气管残端

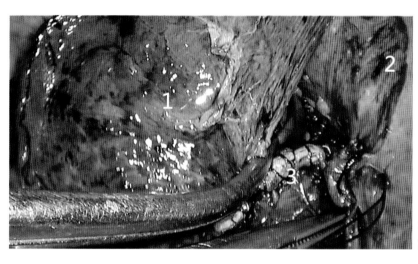

图 11-85 缝合胸膜和左肺下叶支气管残端

1. 左肺上叶
2. 胸主动脉
3. 左肺下叶支气管残端

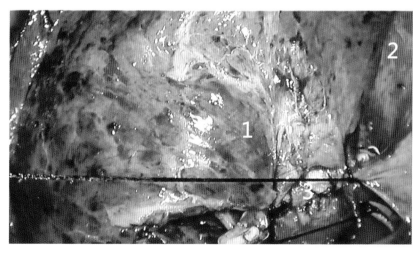

图 11-86 继续包埋左肺下叶支气管残端

1. 左肺上叶
2. 胸主动脉
3. 左肺下叶支气管残端

【小结】

本章显示了淋巴结粘连严重时的一些处理方法，有钙化的淋巴结，往往和周围组织粘连严重，不易分离。如果组织游离不充分，采用 Endo-GIA 使得周围组织钉合在一起，间隙不清楚，分离时容易造成组织损伤。血管周围如果有钙化的淋巴结，采用 Endo-GIA 钉合血管时，有可能因为钉合组织高低不平而造成钉合不牢，应予注意。